Zoé Unakim

Bauchspeicheldrüse

Zoé Unakim

Bauchspeicheldrüse

Solarplexus

Trainerverlag

Imprint

Cover image: www.ingimage.com

Publisher:
Der Trainerverlag
is a trademark of
International Book Market Service Ltd., member of OmniScriptum Publishing Group
17 Meldrum Street, Beau Bassin 71504, Mauritius
Printed at: see last page
ISBN: 978-620-0-76932-9

Inhaltsverzeichnis:

I. Bauchspeicheldrüse:[1]

Die **Bauchspeicheldrüse** – fachsprachlich auch das **Pankreas** (griech.: πάγκρεας, *pánkreas*, πᾶν *pân* für „alles", κρέας *kréas* für „Fleisch") – ist ein quer im Oberbauch hinter dem Magen liegendes Drüsenorgan der Wirbeltiere.

Die von ihr gebildeten Verdauungsenzyme („Pankreassäfte") werden in den Zwölffingerdarm abgegeben. Sie ist daher eine exokrine Drüse (*exokrin* „nach außen abgebend"; in diesem Falle in den Verdauungstrakt). Die Enzyme der Bauchspeicheldrüse spalten Eiweiße, Kohlenhydrate und Fette der Nahrung im Darm in eine von der Darmschleimhaut aufnehmbare Form. Darüber hinaus werden in der Bauchspeicheldrüse Hormone gebildet, die direkt in das Blut überführt werden. Damit ist sie auch eine endokrine Drüse (*endokrin* „nach innen abgebend"). Dieser endokrine Anteil der Bauchspeicheldrüse sind die Langerhans-Inseln (eine spezialisierte Gruppe endokriner Zellen), die vor allem für die Regulation des Kohlenhydrat-Stoffwechsels über den Blutzuckerspiegel (durch die Hormone Insulin und Glucagon) sowie von Verdauungsprozessen verantwortlich sind und durch die Bildung von Somatostatin auch für geregelte Wachstumsvorgänge mitverantwortlich.

Eine Entzündung der Bauchspeicheldrüse (Pankreatitis) führt durch die freiwerdenden Verdauungsenzyme zu einer Selbstverdauung des Organs. Bei einer nachlassenden Bildung der Verdauungsenzyme (exokrine Pankreasinsuffizienz) kann die

[1] Vgl. https://de.wikipedia.org/wiki/Bauchspeicheldr%C3%BCse

Nahrung nicht mehr ausreichend aufgeschlossen werden. Die häufigste Störung des endokrinen Anteils ist die Zuckerkrankheit (Diabetes mellitus).

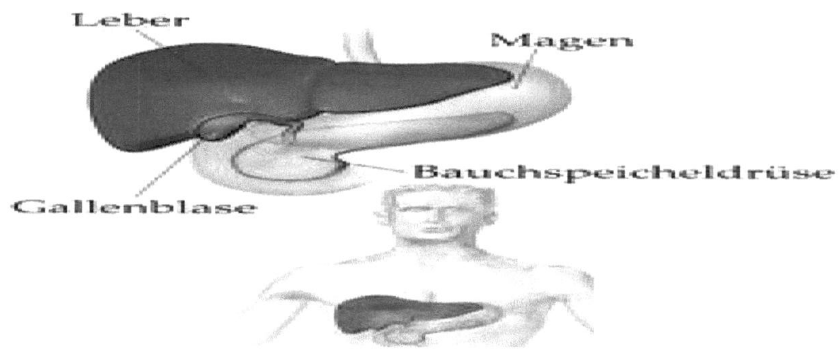

Lage von Bauchspeicheldrüse, Leber, Gallenblase und Magen

Anatomie beim Menschen

Lage und Gliederung

Die Bauchspeicheldrüse des Menschen ist ein etwa 16–20 cm langes, 3–4 cm breites und 1–2 cm dickes keilförmiges Organ. Ihr Gewicht beträgt zwischen 40 und 120 g. Das Organ ist in Läppchen gegliedert, welche auch die Oberfläche charakteristisch strukturieren.[1]

Die Bauchspeicheldrüse liegt im Retroperitonealraum, also hinter dem Bauchfell, zwischen Magen, Zwölffingerdarm, Milz, Leber und den großen Blutgefäßen des Bauchraums (Aorta und untere Hohlvene). Sie ist kaum atemverschieblich, d. h., im Gegensatz zu anderen Organen der Bauchhöhle wie der Leber verändert sich ihre Position bei der Ein- und Ausatmung nur wenig.

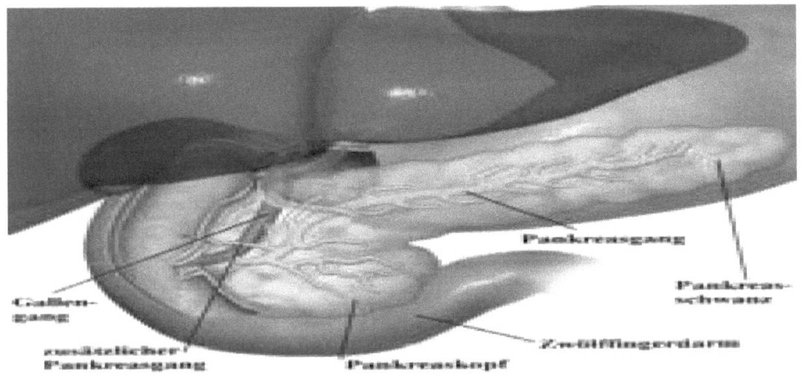

Bauchspeicheldrüse und angrenzende Organe

Makroskopisch (mit bloßem Auge) unterscheidet man drei Abschnitte der Bauchspeicheldrüse: den Pankreaskopf *(Caput pancreatis)*, den Pankreaskörper *(Corpus pancreatis)* und den Pankreasschwanz *(Cauda pancreatis)*. Der Pankreaskopf wird vom Zwölffingerdarm umfasst und trägt einen nach unten gerichteten Hakenfortsatz *(Processus uncinatus)*. An der Pankreaseinkerbung *(Incisura pancreatis)* geht der Kopf nach links in den Pankreaskörper über. In dieser Einkerbung verlaufen die Arteria mesenterica superior und die Vena mesenterica superior. Der Pankreaskörper quert horizontal verlaufend auf Höhe des ersten bis zweiten Lendenwirbels die Wirbelsäule. Dort wölbt sich das Organ leicht nach innen in den Netzbeutel, was als Netzhöcker *(Tuber omentale)* bezeichnet wird. Schließlich läuft der im Querschnitt dreieckige Pankreaskörper ohne deutliche Grenze in den Pankreasschwanz aus, der sich bis zum Gefäßpol der Milz erstreckt.[2]

Der etwa zwei Millimeter weite Ausführungsgang der Bauchspeicheldrüse (*Ductus pancreaticus*, Wirsung-Gang) mündet gemeinsam mit dem Hauptgallengang *(Ductus choledochus)* oder nahe diesem in den Zwölffingerdarm. Diese Mündung stellt eine warzenförmige Erhebung dar (*Papilla duodeni major* oder *Vatersche Papille*). Bei manchen Individuen ist ein zweiter, kleiner Ausführungsgang vorhanden, der *Ductus pancreaticus accessorius* (Santorini-Gang), der dann auf der kleinen Zwölffingerdarmwarze *(Papilla duodeni minor)* in den Zwölffingerdarm mündet.[2]

Feinbau

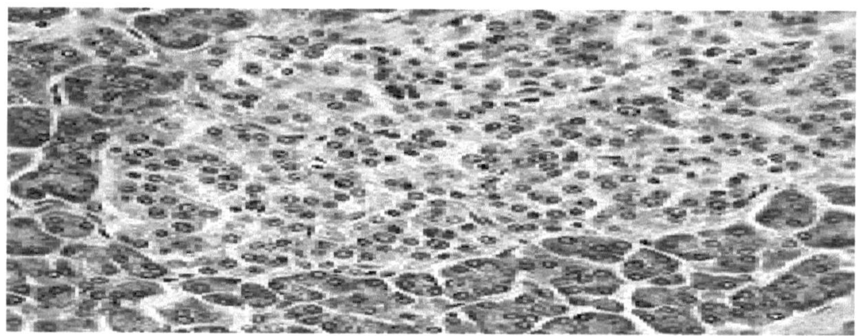

Langerhans-Insel mit dem sie umgebenden und dunkler gefärbten exokrinen Drüsengewebe

Das Pankreas ist eine zugleich exokrine und endokrine Drüse. Als exokrine Drüse produziert sie Verdauungsenzyme, als endokrine Drüse Hormone (siehe auch Abschnitt Funktion).

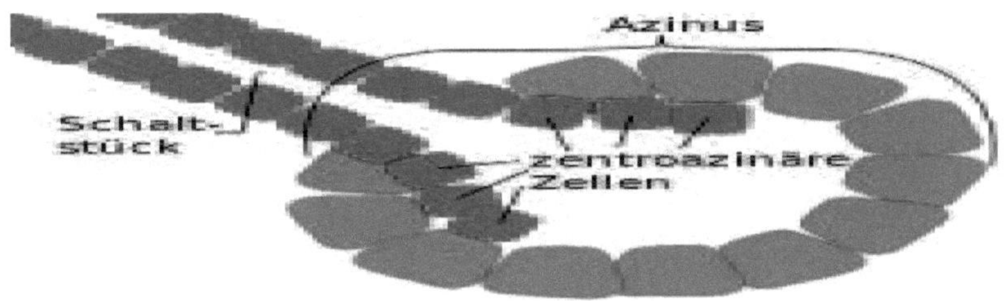

Schema eines Azinus

Der exokrine Anteil besteht aus mehreren Tausend locker zusammengefügten Läppchen mit einem Durchmesser von etwa drei Millimetern. Ein solches Läppchen enthält mehrere, von sekretproduzierenden Zellen umgebene Drüsengänge (Azini). Die von diesen Drüsenzellen gebildeten Verdauungsenzyme werden ohne Verlust von Zellbestandteilen (merokrine Sekretion) in Form eines wässrigen (serösen) Sekrets freigesetzt und über die Azini weitergeleitet und teilweise auch gespeichert. Die Azini werden von einer Basalmembran umgeben, die durch ein feines Netz von retikulären Fasern gestützt wird. Etwa drei bis fünf Azini sind zu einem Komplex oder „Drüsenbäumchen" verschaltet und münden über sogenannte *Schaltstücke* in einen gemeinsamen Gang. Die Zellen dieser Schaltstücke werden als *zentroazinäre Zellen* bezeichnet. Die Ausführungsgänge vereinen sich und werden letztendlich zu den Hauptausführungsgängen. Im exokrinen Anteil der Bauchspeicheldrüse liegen zwischen den Azini auch Zellen, die als Pankreassternzellen bezeichnet werden. Sie spielen vor allem bei Reparaturvorgängen eine Rolle.[3]

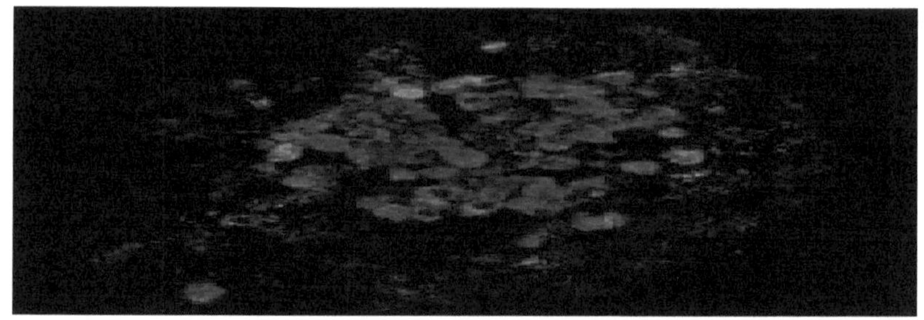

Aufnahme einer Langerhans-Insel der Ratte Fluoreszenzmikroskopie: grün – Betazellen; rot – Alphazellen; blau – Zellkerne

Der endokrine Anteil sind die Langerhans-Inseln *(Insulae pancreaticae)*, die 1869 von Paul Langerhans entdeckt wurden. Es handelt sich um Anhäufungen von endokrinen Epithelzellen, die sich vorwiegend in Bauchspeicheldrüsenkörper und -schwanz befinden. Sie geben die von ihnen produzierten Hormone direkt in das Blut ab. Die Langerhans-Inseln machen ein bis zwei Prozent der Masse der Bauchspeicheldrüse aus. Abhängig vom produzierten Hormon unterscheidet man:[4]

- α-Zellen produzieren Glucagon (etwa 30 % der Inselzellen)
- β-Zellen produzieren Insulin und Amylin (etwa 60 % der Inselzellen)
- δ-Zellen produzieren Somatostatin (etwa 5 % der Inselzellen)
- PP-Zellen produzieren pankreatisches Polypeptid (weniger als 5 % der Inselzellen)
- ε-Zellen produzieren Ghrelin

Mittels immunhistochemischer Methoden kann die Lokalisation der Zelltypen innerhalb einer Langerhans-Insel festgestellt werden, die beim Menschen kein bestimmtes Muster erkennen lässt.[4]

Die Bauchspeicheldrüse als Ganzes wird von einer dünnen Kapsel aus Bindegewebe umgeben, die Septen (Scheidewände) nach innen sendet. Diese Septen trennen die einzelnen Drüsenläppchen voneinander. Außerdem wird das Organ von einem dichten Kapillarnetz durchzogen, das eine gute Blutversorgung sicherstellt und damit die Sekretionstätigkeit erst ermöglicht.[3]

Blutversorgung und Lymphabfluss

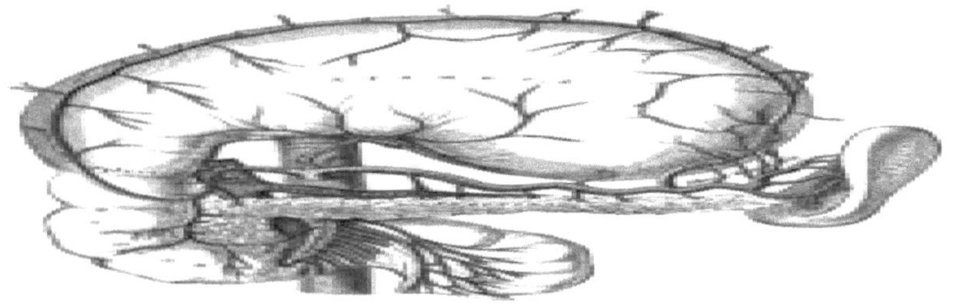

Blutversorgung der Bauchspeicheldrüse

Die Versorgung der Bauchspeicheldrüse erfolgt über drei größere Gefäße: Die obere Bauchspeicheldrüsen-Zwölffingerdarmarterie *(Arteria pancreaticoduodenalis superior)*, die große Bauchspeicheldrüsenarterie *(Arteria pancreatica magna)* und die untere Bauchspeicheldrüsen-Zwölffingerdarmarterie *(Arteria pancreaticoduodenalis inferior)* verzweigen sich in weitere kleinere Arterien, die zum Teil miteinander in Verbindung treten (anastomosieren).[5]

Das venöse Blut aus Körper und Schwanz der Bauchspeicheldrüse wird von kleinen Bauchspeicheldrüsenvenen *(Venae pancreaticae)* über die Milzvene *(Vena splenica)* in die Pfortader *(Vena portae)* geleitet. Das Blut aus dem Kopf der Bauchspeicheldrüse gelangt über die Bauchspeicheldrüsen-Zwölffingerdarm-Vene *(Vena pancreaticoduodenalis)* in die obere Gekrösevene *(Vena mesenterica superior)* und dann ebenfalls in die Pfortader.[6]

Die Lymphgefäße der Bauchspeicheldrüse ziehen in die *Nodi lymphoidei (Nll.) pancreatici* sowie die *Nll. pancreaticoduodenales superiores* et *inferiores*. Diese liegen dicht an der Bauchspeicheldrüse und leiten die Lymphe in den *Truncus intestinalis* weiter.[7]

Innervation

Die Bauchspeicheldrüse wird, wie fast alle inneren Organe, durch beide Anteile des vegetativen Nervensystems (Sympathikus und Parasympathikus) versorgt. Die parasympathische Versorgung erfolgt durch den Nervus vagus. Über den M3-Rezeptor werden α- und β-Zellen stimuliert.[8] Sympathische Fasern erreichen über den Nervus splanchnicus major das Ganglion coeliacum, wo sie auf das zweite sympathische Neuron umgeschaltet werden, welches dann in die Bauchspeicheldrüse zieht.[9] Über α2-Adrenozeptoren wird die Sekretion der β- und δ-Zellen gesenkt und die der α-Zellen gesteigert. Über β2-Adrenozeptoren wird die Sekretion der β- und δ-Zellen gesteigert.[10]

Zellen, die Bauchspeicheldrüsenhormone und solche, die Verdauungsenzyme produzieren, sind bei einer Vielzahl von Wirbellosen nachgewiesen. Als eigenständiges Organ treten sie aber erst bei den Wirbeltieren auf. Bei der Schwarzbäuchigen Taufliege werden beispielsweise Insulin-ähnliche Peptide noch im Gehirn, Glucagon-ähnliche in den Corpora cardiaca (einem Neurohämalorgan) gebildet. Doch auch bei den Wirbeltieren gibt es strukturelle Differenzen, die durch unterschiedliche Lebensweise und Nahrung sowie Stoffwechselbesonderheiten bedingt sind.[11]

Bei den Manteltieren und Lanzettfischchen ist noch keine Bauchspeicheldrüse ausgebildet. Hier gibt es lediglich spezialisierte Zellen im Darmepithel, welche die entsprechenden Hormone bilden. Bei Rundmäulern sind endo- und exokriner Anteil getrennt: Während die Verdauungsenzyme herstellenden Zellen in die Darmschleimhaut eingestreut sind, bei Schleimaalen auch in die Leber, bilden die hormonproduzierenden Zellen ein separates Inselorgan an der Mündung des Gallengangs in den Darm.[12] Das Inselorgan der Schleimaale und Neunaugen besteht aus β- und wenigen δ-Zellen, α-Zellen sind dagegen in der Darmschleimhaut lokalisiert.[13] Knochenfische besitzen eine exokrine Bauchspeicheldrüse, während das endokrine Gewebe oft in davon unabhängigen Strukturen zusammengelagert ist. Diese auch als Brockmann-Körper bezeichneten Inselorgane entstehen aus der dorsalen Pankreas-Anlage und liegen im angrenzenden Mesenterium. Bei einigen Arten ist ein einzelner großer Brockmann-Körper (z. B. Grundeln), bei manchen sind mehrere Brockmann-Körper, bei anderen zusätzliches zerstreutes Inselzellgewebe ausgebildet. PP-Zellen sind bei den Knochenfischen im Regelfall noch nicht im Inselorgan lokalisiert. Bei einigen Fischarten ist das exokrine Pankreasgewebe in der Leber lokalisiert (Hepatopankreas). Knorpelfische besitzen eine endokrin-exokrine Bauchspeicheldrüse, bei den meisten Vertretern mit allen vier Hauptzelltypen (α, β, δ, PP), bei den Seekatzen bleiben die δ-Zellen jedoch im Darm angesiedelt.[12][14] Trotz des Vorhandenseins eines Inselorgans bleiben bei den Knorpelfischen weiterhin viele α-, δ- und PP-Zellen auch im Darm lokalisiert.[11]

Bei Amphibien, Reptilien, Vögeln und Säugetieren zeigt die Bauchspeicheldrüse prinzipiell denselben Aufbau.[12]

Schwanzlurche haben entweder diffus verteiltes oder in Inseln zusammengelagertes endokrines Gewebe, bei einigen Arten fehlen α-Zellen.[14] Das Inselorgan der Froschlurche besitzt alle vier Hauptzelltypen und ähnelt dem der Säuger, allerdings gibt es Unterschiede in den Zellanteilen: α-, β- und PP-Zellen sind etwa in gleicher Menge vorhanden, hinzu kommen einige δ-Zellen. Bei Krallenfröschen scheinen erstmals auch Ghrelin produzierende ε-Zellen aufzutreten. Auch bei Reptilien gibt es beträchtliche Unterschiede in der Zellzusammensetzung. Bei Krokodilen machen β-Zellen etwa die Hälfte der Inselorganzellen aus, während bei Echsen vier- bis fünfmal mehr Glucagon-produzierende Zellen als Insulin-produzierende auftreten. Bei der Zierschildkröte bestehen die Langerhans-Inseln nur aus α- und β-Zellen, während PP- und δ-Zellen in den exokrinen Anteil eingestreut sind. ε-Zellen sind bei Reptilien bislang nur bei wenigen Arten wie der Rotwangen-Schmuckschildkröte nachgewiesen.[11] Bei einigen Schlangen bilden die Inselzellen eine Scheide um die Ausführungsgänge des exokrinen Anteils.[14] PP-Zellen sind im Inselorgan bislang nicht nachgewiesen.[11] Bei Vögeln ist die Bauchspeicheldrüse aus vielen Läppchen aufgebaut, die zwischen den beiden Schenkeln des Zwölffingerdarms liegen.[15] Bei Vögeln gibt es neben gemischten auch Inseln, in denen nahezu ausschließlich α- beziehungsweise β-Zellen auftreten. Die Zahl der α-Zellen scheint bei Vögeln generell gegenüber der der anderen Zelltypen zu überwiegen. Ghrelin wurde beim Haushuhn nachgewiesen, bei anderen Spezies ist dies nicht untersucht.[11]

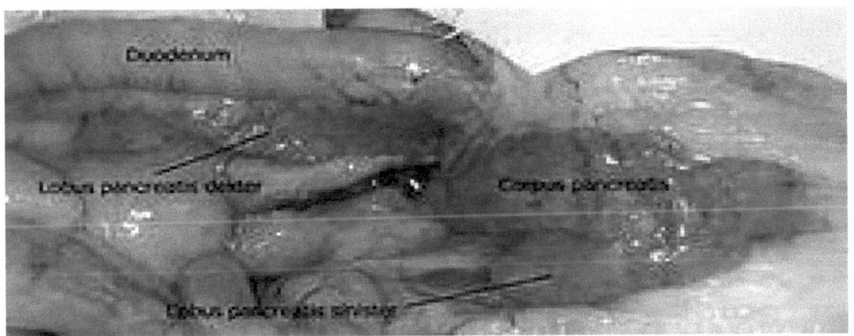

Bauchspeicheldrüse einer Katze

Bei den Säugetieren ist der Aufbau der Bauchspeicheldrüse prinzipiell ähnlich, in den Langerhans-Inseln sind alle fünf Zelltypen ausgebildet. In der Veterinäranatomie gliedert man die Bauchspeicheldrüse makroskopisch in einen Körper *(Corpus pancreatis)*, einen rechten, dem Zwölffingerdarm anliegenden Lappen (*Lobus pancreatis dexter*, „Duodenalschenkel") und einen der Eingeweidefläche des Magens anliegenden und bis zur Milz reichenden linken Lappen (*Lobus pancreatis sinister*, „Milzschenkel"). Bei Pferden und Schweinen umschließt der Pankreaskörper ringförmig die Pfortader *(Anulus pancreatis)*.[16] Beim Nilflughund machen die Langerhans-Inseln fast neun Prozent der Organmasse aus, was mehr als doppelt so viel ist wie bei anderen Säugetieren.[11]

Aufgrund seiner Herkunft aus einer paarigen und einer unpaarigen Organanlage (siehe Abschnitt Entwicklung) besitzt das Pankreas je nach Spezies einen bis drei Ausführungsgänge. Der „zusätzliche Ausführungsgang" ist bei Schweinen und Rindern der einzige, während Pferde und Hunde stets beide, einige Vögel (z. B. Entenvögel) alle drei ursprünglich angelegten Ausführungsgänge besitzen.[16]

Entwicklung

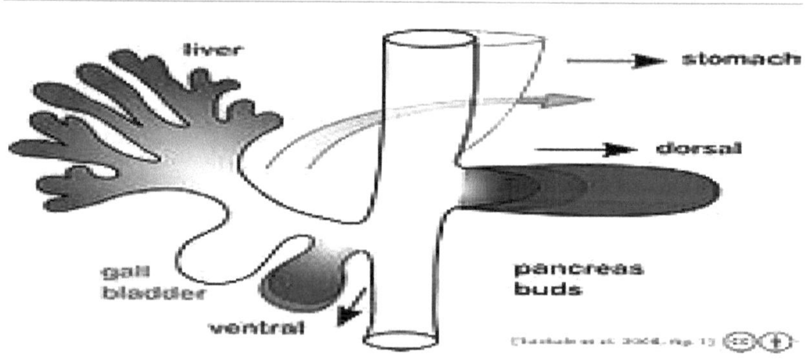

Schematische Darstellung der Bauchspeicheldrüsenanlagen

Beim Embryo entwickelt sich die Bauchspeicheldrüse aus dem inneren Keimblatt (Entoderm). Es entstehen zunächst zwei Epithelknospen im Bereich des Zwölffingerdarms, wobei sich die vordere in der bauchseitigen Darmaufhängung des Zwölffingerdarms *(Mesoduodenum ventrale)* nahe dem Gallengang, die hintere im rückenseitigen Mesenterium *(Mesoduodenum dorsale)* bildet. Die Hauptsprosse dieser Knospen werden durch Bildung eines Hohlraums (Kanalisierung) zu den Ausführungsgängen, ihre Verzweigungen zum eigentlichen Drüsengewebe.[17]

Die rückenseitige (dorsale) Pankreasanlage ist die größere und bildet den Hauptteil der späteren Bauchspeicheldrüse. Ihr Ausführungsgang ist der zusätzliche Bauchspeicheldrüsengang *(Ductus pancreaticus accessorius)*. Die kleinere bauchseitige (ventrale) Pankreasanlage ist zunächst paarig. Bei Säugetieren vereinigen sich während der Embryonalentwicklung beide ventralen Sprosse und bilden den Bauchspeicheldrüsengang *(Ductus pancreaticus)*. Bei Vögeln bleiben beide Sprosse der ventralen Anlage dagegen zeitlebens getrennt.[18] Aus der ventralen Pankreasanlage entsteht der *Processus uncinatus* („Hakenfortsatz") und der untere Anteil des Kopfes der Bauchspeicheldrüse.[17]

Mit der embryonalen Drehung des Magens um seine Längsachse gelangt die ventrale Anlage über rechts in eine rückenseitige Position. Der ursprüngliche Bauchfellüberzug verschmilzt mit dem der linken Leibeswand. Damit gelangt das zunächst innerhalb der

Leibeshöhle gelegene Pankreas sekundär in eine Lage außerhalb des Bauchfells – in den sogenannten Retroperitonealraum. Mit dieser Drehung kommt es auch zur Vereinigung der beiden Hohlraumsysteme und damit beider Anlagen. Dies findet beim Menschen etwa in der sechsten bis siebenten Schwangerschaftswoche statt.[17] Die zweite Magendrehung bringt die Bauchspeicheldrüse in die Querlage.[18]

- 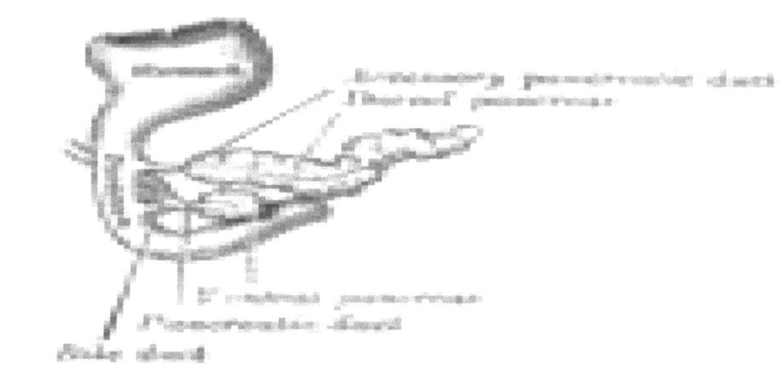

Pankreas eines menschlichen Embryos in der fünften Woche

- 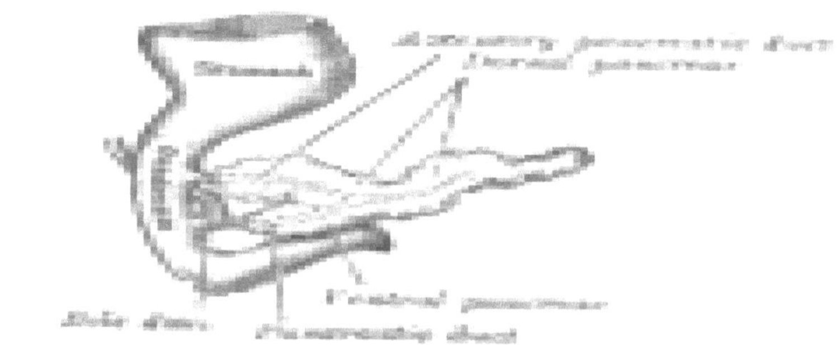

Pankreas eines menschlichen Embryos in der sechsten Woche

Die ursprünglich zwei Hauptausführungsgänge beider Anlagen bleiben nur bei einigen Säugetieren (z. B. Pferde, Hunde) erhalten. Beim Menschen sowie Schafen und Katzen verschließt sich (obliteriert) der direkt in das Darmrohr mündende (proximale) Abschnitt des Ausführungsgangs der dorsalen Anlage, so dass der *Ductus pancreaticus* zum gemeinsamen Ausführungsgang beider Anlagen wird. Bei Schweinen und Rindern bleibt dagegen nur der *Ductus pancreaticus accessorius* also der der rückenseitigen Anlage – erhalten.[16][18]

Die Langerhans-Inseln – also der endokrine Anteil der Bauchspeicheldrüse – entstehen ebenfalls aus Epithelzapfen, die von den Sprossen des exokrinen Anteils ausgehen. Diese „Inselzapfen“ verlieren aber die Verbindung zum Gangsystem und werden durch gefäßreiches Bindegewebe vom exokrinen Anteil abgegrenzt. Für den ersten Schritt der Differenzierung der Vorläuferzellen für die späteren Inselzellen ist eine Aktivierung des Transkriptionsfaktors Neurogenin3 notwendig. Die weitere Differenzierung wird durch den Transkriptionsfaktor Rfx6 *(Transcriptional regulatory factor X6)* gesteuert. Darüber hinaus sind eine Reihe weiterer Transkriptionsfaktoren (NeuroD1, Pax4, Nkx2.2, Nkx6.1, Arx, MafA, Pax6, Isl1 und andere) an der Zelldifferenzierung und Organogenese der Bauchspeicheldrüse beteiligt.[19]

Evolution

Vergleichende Studien legen nahe, dass sowohl endokriner als auch exokriner Anteil der Bauchspeicheldrüse phylogenetisch endodermal-epithelialen Ursprungs sind, obwohl diese Frage noch nicht abschließend geklärt ist. So lassen sich bei Lanzettfischchen Zellen innerhalb des Mitteldarmepithels nachweisen, die ein Insulin-Vorläufermolekül (Protoproinsulin) bilden und zusammen mit anderen Enzymen in das Darmlumen abgeben. Nach Spaltung im Lumen wird es aus dem Darm in das Blut aufgenommen und entfaltet eine Insulin-ähnliche Wirkung. Darüber hinaus lassen sich bei einigen niederen Wirbeltieren „gemischte" Zellen nachweisen, die sowohl endo- als auch exokrine Funktionen wahrnehmen.[20]

Vermutlich ist sogar die Insulin-produzierende β-Zelle Ausgangspunkt der phylogenetischen Entstehung des Organs Bauchspeicheldrüse. Das Inselorgan der Rundmäuler besteht nahezu vollständig aus β-Zellen, bei Seekatzen treten α-Zellen dazu, bei Haien dann PP-Zellen – es kommt also zu einer schrittweisen Erweiterung der Organfunktion. Auch die Expression der an der Entstehung der Bauchspeicheldrüse beteiligten Transkriptionsfaktoren scheint diese Theorie der gemeinsamen phylogenetischen Herkunft zu bestätigen.[21]

Funktion als exokrine Drüse

Als exokrine Drüse ist die Bauchspeicheldrüse eine rein seröse Drüse und die wichtigste Verdauungsdrüse. Sie produziert beim Menschen täglich bis zu zwei Liter Sekret,[3] bei Pferden bis zu 35 l. Die Bildung des Verdauungssekrets (auch als *Pankreassaft* bezeichnet) wird durch Geruch und Geschmack der Nahrung und den Kauvorgang über den Nervus vagus stimuliert. Auch die Dehnung der Magenwand (ebenfalls über den Nervus vagus vermittelt) sowie die Hormone Sekretin, Cholecystokinin und vermutlich Gastrin[22] steigern Bildung und Abgabe des Pankreassafts.[23] Cholecystokinin stimuliert dabei gemeinsam mit dem Nervus vagus (über Acetylcholin) vor allem die Sekretion der Pankreasenzyme aus den Azinuszellen, während Sekretin die Gangepithelzellen des Pankreas zur Bildung eines Bikarbonat-reichen Sekrets anregt, der über einen Cl^-/HCO_3^--Antiporter Chlorid aus dem Sekret in dem Pankreasgang mit Bikarbonat austauscht. Ein Großteil des dafür verwendeten Chlorids wird über den CFTR-Kanal in das Lumen des Pankreasgangs befördert, was bei der Entstehung der Zystischen Fibrose eine große Rolle spielt.[22] Die Hormone Somatostatin, Glucagon, Pankreatisches Polypeptid, Peptid YY sowie der Einfluss des Sympathikus hemmen dagegen die Bildung und Abgabe des Pankreassafts.[22]

Das Bauchspeicheldrüsensekret enthält die Vorstufen eiweißspaltender Enzyme

(Trypsinogen, Chymotrypsinogen, Procarboxypeptidasen, Proelastase), das stärkespaltende Enzym α-Amylase, Ribo- und Desoxyribonukleasen und zur Fettspaltung dienende Enzyme (Lipasen). Die eiweißspaltenden Enzyme liegen bei der Produktion in der Drüse in einer inaktiven Form vor, um eine Selbstverdauung des Organes zu verhindern. Das Trypsinogen wird erst durch gezielte Abspaltung mittels des Enzyms Enteropeptidase des Bürstensaums der Zwölffingerdarmschleimhaut in Trypsin umgewandelt und damit wirksam. Trypsin wiederum aktiviert die übrigen eiweißspaltenden Enzyme. Die Lipase wird erst durch das Protein Colipase aktiv. Letztere kommt ebenfalls als Vorstufe aus der Bauchspeicheldrüse und wird erst durch Trypsin aktiviert.[3] Hinsichtlich der Enzymzusammensetzung des Pankreassaftes gibt es ernährungsbedingte tierartliche Unterschiede. So bildet die Bauchspeicheldrüse bei Tieren mit geringem Stärkeanteil in der Nahrung, beispielsweise reinen Fleischfressern wie Katzen oder Pflanzenfressern wie Pferde und Wiederkäuer, kaum stärkespaltende Amylase. Bei Monogastriern ändert sich je nach Zusammensetzung der Nahrung nach wenigen Tagen auch das Enzymmuster des Pankreassaftes.[24]

Die in den Epithelzellen der Bauchspeicheldrüsengänge produzierten Hydrogenkarbonat-Ionen (HCO_3^-) erhöhen den pH-Wert des Pankreassaftes auf 8. Das alkalische Pankreassekret neutralisiert den durch den Magensaft angesäuerten Darminhalt und schafft damit ein optimales Milieu für die Verdauungsenzyme.[3]

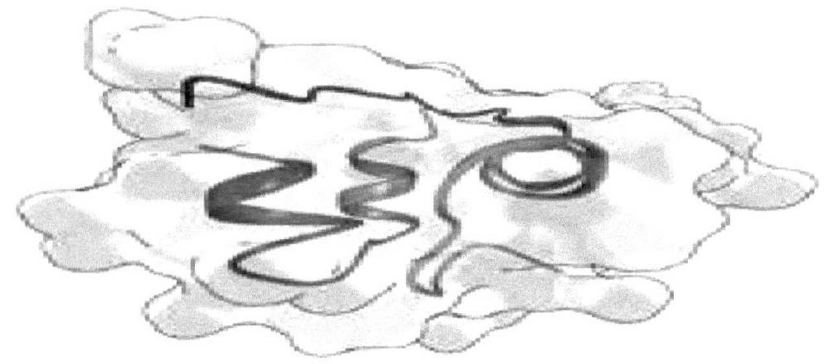

Insulinmolekül

Funktion als endokrine Drüse

Neben dieser exokrinen Drüsenfunktion werden vom endokrinen Drüsenanteil, den Langerhans-Inseln, Hormone direkt in das Blut abgegeben. In den α-Zellen wird Glucagon, in den β-Zellen Insulin, in den δ-Zellen Somatostatin, den PP-Zellen das Pankreatische Polypeptid und den ε-Zellen das Ghrelin synthetisiert.

Der Reiz für die Insulinausschüttung ist der Anstieg des Blutzuckers. Weitere Stimulation gibt es über den Parasympathikus und einige Darmhormone (Gastrin, Sekretin, GIP, Cholecystokinin und GLP-1). Durch das Insulin wird der Blutzucker wieder auf ein physiologisches Niveau gesenkt, indem Traubenzucker *(Glucose)* in Leber, Skelettmuskulatur und Fet tgewebe aufgenommen wird. Zudem werden die Glucosespeicherung gefördert und die Glucoseneubildung gehemmt. Bei starkem Blutzucker-Abfall wird aus den α-Zellen Glucagon ausgeschüttet, welches zur Freisetzung von Traubenzucker aus der Leber und damit zu einem Anstieg des Blutzuckers führt.[25]

Somatostatin dient der Hemmung des exokrinen Anteils und der α-Zellen. In hoher Konzentration hemmt es auch die β-Zellen. Die Funktion des pankreatischen Polypeptids ist noch nicht ausreichend geklärt, es hemmt vermutlich den Appetit.[26]

Neben den klassischen fünf Hormonen wird von den Inselzellen eine Vielzahl weiterer Peptide gebildet, wie beispielsweise Cholecystokinin, Calcitonin Gene-Related Peptide, Insulinähnliche Wachstumsfaktoren, Peptid YY, Cocaine and amphetamine regulated transcript und Thyreoliberin, bei Fröschen auch Sekretin.[11]

Erkrankungen

Erkrankungen des exokrinen Anteils

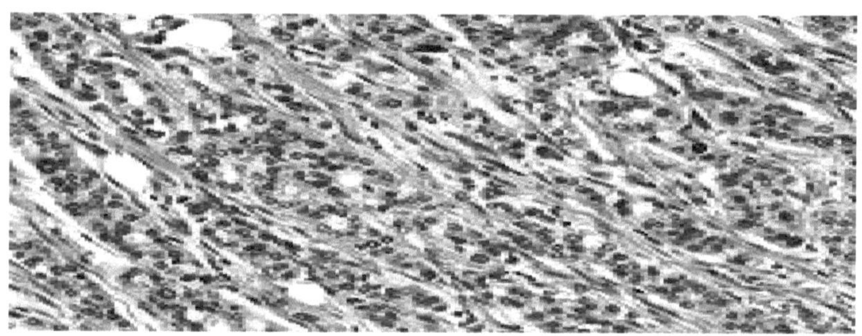

Mikroskopisches Bild eines Adenokarzinoms der Bauchspeicheldrüse

Eine akute Bauchspeicheldrüsenentzündung (Pankreatitis) verursacht starke Schmerzen im Oberbauch („Gummibauch"), Übelkeit, Erbrechen, Verstopfung und Fieber. Die häufigste Ursache für eine akute Pankreatitis beim Menschen sind Gallensteine, für eine chronische ist es der Alkoholmissbrauch. Auch eine traumatisch bedingte Pankreasruptur kann eine Pankreatitis auslösen. Bei einer akuten Pankreatitis oder Pankreasruptur kommt es zur Selbstverdauung des Organs durch freiwerdende Enzyme und dadurch zu einer starken Entzündungsreaktion.[27]

Die ungenügende Sekretion bzw. Ausschüttung von Bauchspeicheldrüsenenzymen bezeichnet man als exokrine Pankreasinsuffizienz. Sie kann durch Verlust von Bauchspeicheldrüsengewebe bei chronischer Pankreatitis oder Bauchspeicheldrüsenkrebs (s. u.) erworben, aber auch durch genetisch bedingte Erkrankungen wie Mukoviszidose angeboren sein. Die exokrine Pankreasinsuffizienz führt zu Verdauungsproblemen mit großvolumigem Fettstuhl und wird durch Verabreichung von Pankreatin oder Rizoenzymen mit den Mahlzeiten behandelt.[28][29]

Pankreaszysten und -pseudozysten, blasenförmige Bildungen in der Bauchspeicheldrüse, können als Entwicklungsstörung, durch Trauma, Entzündung oder Tumoren entstehen. Pankreaszysten verursachen häufig keine Beschwerden. Pseudozysten haben keine Epithelauskleidung und entstehen meist nach einer Pankreatitis durch Gewebseinschmelzung. Sie können mit Entzündungszeichen wie Fieber einhergehen und neigen zu Abszessbildung und anderen Komplikationen.[30]

Pankreastumoren betreffen in 98 % der Fälle den exokrinen Anteil. In der Mehrheit sind es bösartige Adenokarzinome (duktale

Adenokarzinome), die wegen ihrer hohen Sterblichkeitsrate gefürchtet sind.[31]

Einige Saugwürmer parasitieren im Gangsystem der Bauchspeicheldrüse. Der Pankreasegel *(Eurytrema pancreaticum)* tritt vor allem bei Paarhufern in Ostasien und Südamerika auf, kann aber auch den Menschen befallen. Der Waschbären-Pankreasegel *(Eurytrema procyonis)* kommt in den Vereinigten Staaten von Amerika vor und parasitiert bei Waschbären, selten auch bei Katzen.[32] *Lyperosomum intermedium* tritt nur in den US-amerikanischen Südstaaten Florida und Georgia auf und befällt Reisratten.[33]

Erkrankungen des endokrinen Anteils

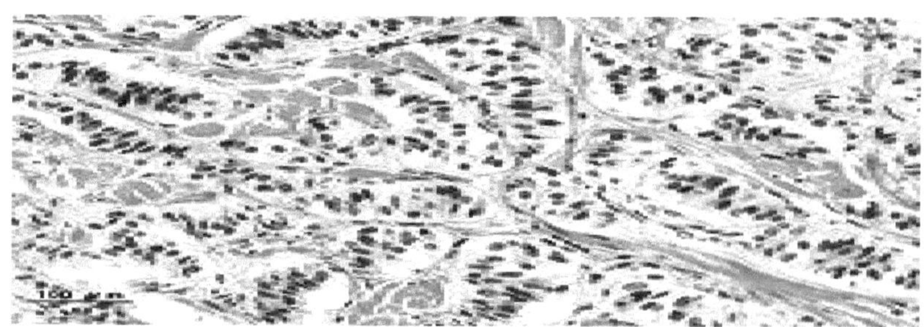

Histologisches Bild eines Insulinoms

Die häufigste Erkrankung des endokrinen Anteils ist die Zuckerkrankheit (pankreopriver Diabetes mellitus). Beim Diabetes mellitus liegen ein absoluter oder relativer Insulinmangel oder eine abgeschwächte Wirksamkeit des Insulins vor. Die Zuckerkrankheit ist eine weltweit verbreitete Massenerkrankung mit erheblicher volkswirtschaftlicher Bedeutung. Etwa 380 Millionen Menschen

(8,3 % der Bevölkerung) leiden an dieser Krankheit,[34] allerdings sind nur etwa fünf bis zehn Prozent der Diabetes-Erkrankungen durch eine Unterfunktion der Langerhans-Inseln bedingt. Auch bei Haushunden und -katzen ist Diabetes mellitus eine der häufigsten endokrinen Erkrankungen.[35]

Bei der erblich bedingten Nesidioblastose ist das Inselzellgewebe vermehrt und die Insulinausschüttung erhöht, was bereits bei Säuglingen zu schwerer Unterzuckerung führt.[36]

Endokrine Tumoren machen nur etwa zwei Prozent der Bauchspeicheldrüsentumoren aus. Hier überwiegen Tumoren der Insulin-produzierenden β-Zellen (Insulinom) und Tumoren, die Gastrin produzieren (Zollinger-Ellison-Syndrom). Eine Häufung endokriner Bauchspeicheldrüsentumoren kommt beim Wermer-Syndrom vor.

Fehlbildungen

Während der Entwicklung des Organs kann es zu verschiedenen Fehlbildungen kommen.

Wird die Bauchspeicheldrüse nicht oder nur unvollständig ausgebildet, spricht man von einer Pankreasagenesie. Während die totale Pankreasagenesie mit schweren Verdauungsstörungen und Zuckerkrankheit beim Neugeborenen einhergeht, bleibt die partielle meist symptomlos, da das vorhandene Gewebe eine ausreichende Synthesekapazität hat.[37]

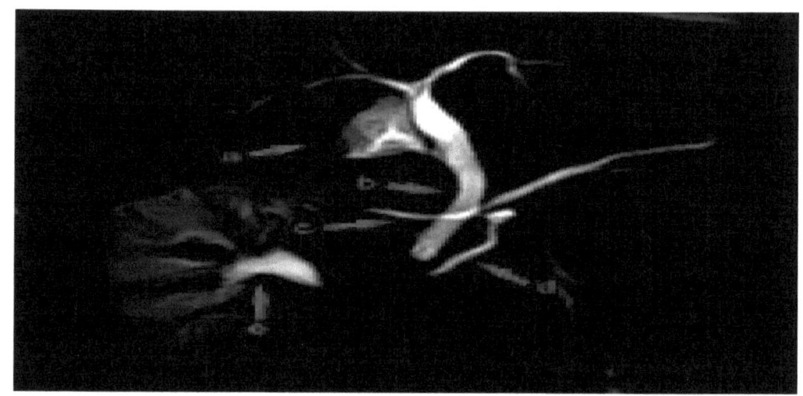

MRCP bei Pancreas divisum, mit c und d sind die beiden Ausführungsgänge beschriftet

Das Pancreas divisum („geteilte Bauchspeicheldrüse") beruht auf einer ausbleibenden Verwachsung der beiden Organanlagen. Hier besteht eine Neigung zu einer Verstopfung im Ausführungsgangbereich, da der Abfluss des Pankreassaftes der größeren rückenseitigen Anlage über den kleineren Gang *(Ductus pancreaticus accessorius)* erfolgt. Beim seltenen Pancreas bifidum („zweigespaltene Bauchspeicheldrüse") ist der Hauptausführungsgang im Bereich des Schwanzes der Bauchspeicheldrüse wie ein Fischschwanz aufgespalten.[38]

Als Pancreas anulare („ringförmige Bauchspeicheldrüse") wird eine seltene ringförmige Verwachsung um den Zwölffingerdarm bezeichnet, durch die es zu einer Duodenalstenose (Zwölffingerdarmeinengung) kommen kann. In der Literatur wird als Ursache eine nicht obliterierte (verödete) *linke* Knospe der ventralen Anlage[39] bzw. eine generell abnormale Entwicklung einer zweigeteilten ventralen Pankreasanlage angegeben.[40] Diese Anlage wächst um das Duodenum herum und verschmilzt mit der dorsalen Anlage. Therapiemöglichkeit ist eine Duodenojejunostomie, eine operative Verbindung des Zwölffingerdarms mit dem Jejunum *(Leerdarm)*, oder eine kurze Überbrückung der eingeengten Stelle innerhalb des Zwölffingerdarms (Duodenum-Duodenum-Anastomose).[37]

Ektopes Gewebe des Pankreas (versprengtes Pankreasgewebe) kann u. a. im Magen, im Dünndarm (vor allem im Meckelschen Divertikel) oder in der Leber vorkommen.[37]

Im Rahmen seltener Syndrome kann das Pankreas mit beteiligt sein wie beim Mitchell-Riley-Syndrom.

Untersuchungsmethoden

Die Vorgeschichte und der körperliche Untersuchungsbefund ergeben bereits Hinweise auf das Vorliegen einer Pankreaserkrankung.

Zur Erkennung einer Pankreatitis hat sich die laborchemische Bestimmung der Pankreaslipase im Blut bewährt. Alternativ kann die Pankreas-Amylase im Serum bestimmt werden. Sie ist jedoch nicht so spezifisch und sensibel. In der Tiermedizin wird vor allem der PLI Test angewendet.[41] Zum Nachweis einer exokrinen Pankreasinsuffizienz werden in der Humanmedizin der Sekretin-Pankreozymin-Test[42] oder die Bestimmung der Konzentration der Pankreas-Elastase[43] im Stuhl angewendet, in der Tiermedizin vor allem der TLI-Test.[41]

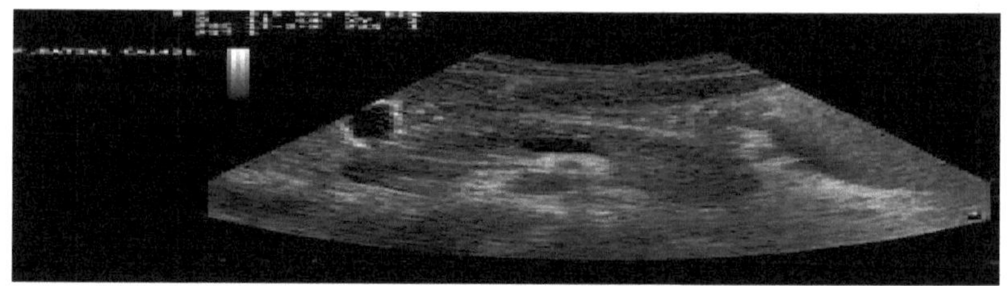

Ultraschallbild der Bauchspeicheldrüse

Zur Einschätzung der Funktion des endokrinen Anteils werden vor allem Blut- und Urinzucker, HbA1c, C-Peptid, Fructosamin und die verbliebene Eigensekretionsrate bestimmt. Autoimmunerkrankungen der Bauchspeicheldrüse können darüber hinaus durch die Bestimmung von Autoantikörpern diagnostiziert werden.[44]

Zur Erkennung von Tumoren der Bauchspeicheldrüse werden bildgebende Verfahren wie Sonografie, Computertomographie, Magnetresonanztomographie sowie ein kombiniertes endoskopisch-radiologisches Verfahren, die sogenannte Endoskopisch retrograde Cholangiopankreatikographie, genutzt.[42] Darüber hinaus kann mittels Bauchhöhleneröffnung (Laparotomie) und -spiegelung (Laparoskopie) das Organ direkt beurteilt werden. Die Flexible Transgastrische Peritoneoskopie ist ein noch im Experimentalstadium befindliches Untersuchungsverfahren. Auch Pankreaspseudozysten, Pankreassteine oder Pankreasverkalkungen können am besten mit den genannten bildgebenden Verfahren erkannt werden. Als brauchbarer Tumormarker hat sich *CA 19-9* bewährt.[45]

Pankreastransplantation

→ *Hauptartikel: Pankreastransplantation*

Zur Transplantation vorbereitete Bauchspeicheldrüse mit Blutgefäßen

Die kombinierte Pankreas- und Nierentransplantation ist die bisher beste Therapie für sorgfältig ausgewählte Patienten mit insulinpflichtigem Typ-I-Diabetes und dialysepflichtigem oder bevorstehendem Nierenversagen.[46] Die Organvermittlung geschieht dabei zentral über Eurotransplant. Dort werden die Daten aller Patienten gespeichert und verfügbare Organe innerhalb Europas nach festgelegten Kriterien vermittelt. Seit der ersten Pankreastransplantation im Jahre 1966 sind weltweit bisher über 7000 Bauchspeicheldrüsen transplantiert worden. Die meisten Operationen, etwa zwei Drittel, fanden in den USA gefolgt von Europa statt. Nur wenige Transplantationen werden in allen übrigen Teilen der Welt durchgeführt. In Deutschland werden jährlich 150 bis 200 Pankreastransplantationen durchgeführt.[47] Die Transplantation von Inselzellen ist derzeit immer noch als experimentelle Therapiemethode anzusehen.

Verwendung

Verpacktes Schweinepankreas in einem Supermarkt in Hongkong

Bauchspeicheldrüsen von Schweinen werden bei der Schlachtung gewonnen und technisch aufbereitet. Als Pankreatin wird dieses Enzymgemisch zur Behandlung der exokrinen

Bauchspeicheldrüsenunterfunktion eingesetzt. Pankreatin muss zusammen mit der Mahlzeit aufgenommen werden.[48] Darüber hinaus wird aus Bauchspeicheldrüsen von Rindern und Schweinen auch Insulin für die Insulintherapie gewonnen. Die ersten Insulinpräparate aus Rinderbauchspeicheldrüsen kamen bereits 1923 auf den Markt. Durch die Möglichkeit der Herstellung von rekombinantem Insulin spielt aus dem Organ gewonnenes Insulin in der Diabetesbehandlung beim Menschen allerdings keine Rolle mehr.[49]

Vor allem in Asien wird die Bauchspeicheldrüse von Schweinen auch als Lebensmittel verwendet.[50]

Forschungsgeschichte

Das Pankreas wurde vermutlich erstmals von Herophilos von Chalkedon – auch als „Vater der Anatomie" betitelt – etwa 300 v. Chr. beschrieben, obwohl er es nicht als solches bezeichnete und viele seiner Schriften nicht mehr existieren. Der Begriff „Pankreas" existierte bereits zuvor, bereits Hippokrates verwendet das Wort, allerdings war es wohl für Lymphknoten üblich. Es ist unklar, ob es sich bei den von Hippokrates erwähnten „Drüsen im Netz" um die Bauchspeicheldrüse oder die Mesenteriallymphknoten handelt.[51] Etwa zur gleichen Zeit wie Herophilos soll auch Eudemos von Alexandria eine Drüse, die ein speichelähnliches Sekret in den Dünndarm abgibt, erwähnt haben.[52] Galenos bezieht sich auf Herophilos' Schriften und die Bauchspeicheldrüse, hielt sie aber für ein Kissen der sie umgebenden Gefäße. Aufgrund der hohen Reputation Galenos' galt diese Auffassung bis in das 17. Jahrhundert als unumstößliche Tatsache.[53]

Die erste eindeutige Abgrenzung der Bauchspeicheldrüse von den Lymphknoten der Bauchhöhle und die Zuordnung des Begriffes Pankreas zu diesem Organ geht auf den Arzt und Anatomen Rufus von Ephesos zurück, der Ende des ersten Jahrhunderts die erste anatomische Nomenklatur erarbeitete. Dennoch gab es in der Mitte des 2. Jahrtausends erneut begriffliche Unschärfen. So bezeichnete Frederik Ruysch (1638–1731) die von Gaspare Aselli Anfang des 17. Jahrhunderts beschriebenen Mesenteriallymphknoten als „Pancreas Aselli“ und Johann Konrad Brunner die von ihm 1686 erstmals beschriebenen Brunner-Drüsen als „Pancreas secundarium“ („zweite Bauchspeicheldrüse“).[52] Das Organ fand im Mittelalter kaum Beachtung. Jean François Fernel hielt die Bauchspeicheldrüse für den Sitz der Melancholie, Hypochondrie und als Hort für wiederkehrendes Fieber.[54]

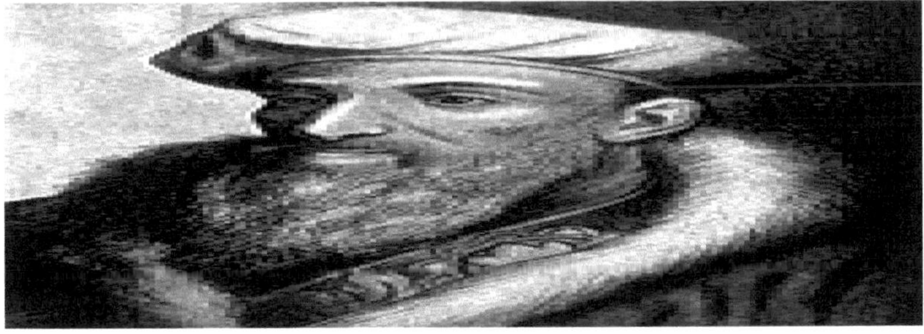

Bartolomeo Eustachi fertigte die älteste bekannte Zeichnung der Bauchspeicheldrüse an.

Jacopo Berengario da Carpi (1470–1550), der das erste gedruckte Anatomie-Lehrbuch herausgab, beschrieb die Bauchspeicheldrüse als sekretorische Drüse, ohne aber ihren Ausführungsgang zu erwähnen. Die älteste erhaltene Zeichnung der Bauchspeicheldrüse stammt von Bartolomeo Eustachi, dessen anatomische Tafeln aber erst 1714 von Giovanni Maria Lancisi publiziert wurden.[54] In den detailreichen Zeichnungen Leonardo da Vincis ist das Organ nicht dargestellt, vermutlich wurde es bei den Sektionen zuvor mit dem Gekröse entfernt.[55] Andreas Vesalius, der eine Renaissance der Anatomie einleitete, fertigte präzise anatomische Zeichnungen an und beschrieb erstmals die präzise Topografie des Organs. Er hielt die Bauchspeicheldrüse allerdings lediglich für ein Kissen des Magens.[56]

Im Jahre 1642 entdeckte Johann Georg Wirsung den Ausführungsgang der Bauchspeicheldrüse,[57] konnte aber seine Funktion nicht deuten.[58] Wirsung fertigte einen Kupferstich der Bauchspeicheldrüse und des Ganges an und schickte Drucke an zahlreiche Anatomen, mit der Bitte um Hilfe bei der Interpretation seiner Funktion. Diese gelangte über Umwege auch an Thomas Bartholin, der in einem Brief an seinen Schwager Ole Worm den Gang als Ausführungsgang eines Pankreassekretes interpretierte[59] und 10 Jahre nach Wirsung eine noch detailreichere Zeichnung von Bauchspeicheldrüse und ihrem Gang anfertigte.[60] Obwohl die zahlreichen Briefe Wirsungs die Erstautorenschaft seiner Entdeckung untermauern, war es nach eigener Aussage, der seines Sohnes und der Ansicht einiger Medizinhistoriker vielleicht auch Wirsungs Schüler Moritz Hofmann, der den Gang erstmals bei einem Truthahn fand, obwohl er diese Entdeckung niemals publizierte.[61] Die Entdeckung des zusätzlichen Ausführungsgangs *(Ductus pancreaticus accessorius)* wird Giovanni Domenico Santorini zugeschrieben, allerdings wurde er bereits 1656 von Thomas Wharton beschrieben. Santorini erkannte aber als Erster, dass dieser zusätzliche Gang keine Fehlbildung, sondern eine „normale" anatomische Struktur ist.[62] Die ontogenetische Basis, nämlich die Embryologie der Bauchspeicheldrüse, wurde 1812 von Johann Friedrich Meckel d. J. beschrieben. Meckel klärte auch die Entstehung des zweigeteilten Pankreas (Pancreas divisum) auf. 1879 entdeckte Albert von Kölliker die beiden Pankreasanlagen.[63] 1711 (erst 1720 publiziert) beschrieb Abraham Vater dann präzise die Anatomie der gemeinsamen Mündung von Gallen- und Bauchspeicheldrüsengang auf der heute nach ihm benannten Papilla Vateri.[64] Bereits 1654 entdeckte Francis Glisson den kleinen Schließmuskel an der Mündungsstelle von Gallen- und Pankreasgang.[65] Ruggero Oddi untersuchte 1887 dessen Existenz vergleichend-anatomisch und deutete ihn auch funktionell präziser, weshalb dieser Schließmuskel heute auch nach Oddi benannt wird *(Musculus sphincter Oddi)*.[66]

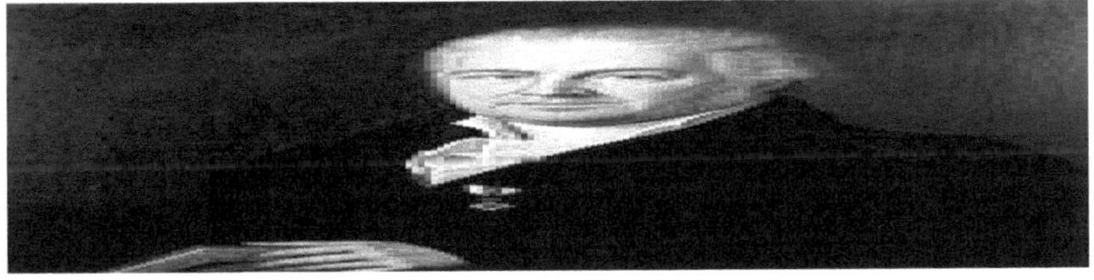

Samuel Thomas Soemmerring prägte den deutschen Namen ‚Bauchspeicheldrüse'

Mit der Entdeckung der Pankreasausführungsgänge sowie auch der Ausführungsgänge der Speicheldrüsen Mitte des 17. Jahrhunderts war der Weg zur funktionellen Deutung des exokrinen Anteils geebnet. Nachdem Thomas Bartholin bereits 1651 ein von der Bauchspeicheldrüsen in den Darm abgegebenes Sekret vermutete, legte Reinier de Graaf 1664 die erste Pankreasfistel bei einem Hund und war so in der Lage, erstmals das Sekret aufzufangen.[67] Die von De Graaf gefundenen Ähnlichkeiten der Speicheldrüsen- und Pankreasgänge inspirierten 1796 Samuel Thomas von Soemmerring zur Prägung der noch heute üblichen deutschen Bezeichnung „Bauchspeicheldrüse“.[68] 1669 verarbeitete Marcello Malpighi diese Erkenntnisse in seinem Buch und schloss, dass das Sekret den Nahrungsbrei im Darm chemisch verändert – die Spaltung der Nahrungsbestandteile durch Pankreasenzyme war postuliert.[69]

Ende des 17. Jahrhunderts führte Johann Konrad Brunner bei Hunden Operationen mit Teilentfernung der Bauchspeicheldrüse und Abbinden der Ausführungsgänge durch. Er schloss aus seinen Experimenten allerdings, dass das Organ scheinbar keine essentielle Funktion bei der Verdauung hat.[70] Leopold Gmelin und Friedrich Tiedemann erkannten 1826, dass der Pankreassaft den Nahrungsbrei in eine vom Darm aufnehmbare Form verändert. Allerdings vermuteten sie, dass Speichel die Proteine und Pankreassaft die Stärke spaltet. Wenig später erkannte Johann Eberle die stärkespaltende und Fette emulgierende Eigenschaft des Pankreassaftes. Im Jahre 1838, vier Jahre später, wies Jan Evangelista Purkyně nach, dass

Fette nicht nur emulgiert, sondern gespalten werden, wenn sie mit Galle und Pankreassaft versetzt werden.[71] Diese Arbeiten waren Ausgangspunkt der umfangreichen Forschung von Claude Bernard, dem „Vater der Pankreas-Physiologie".[72] Im Jahre 1846 entdeckte er die Pankreaslipase und erkannte, dass Pankreassaft Stärke, Fette und Eiweiße in kleinere Moleküle spalten kann.[73] Die proteinspaltende Komponente Trypsin wurde erstmals 1862 von Alexander Danilewski isoliert und 1876 von Wilhelm Kühne in einem verbesserten Verfahren nahezu in Reinform extrahiert.[74] Iwan Pawlow und seine Schüler führten Ende des 19. Jahrhunderts zahlreiche Experimente zur Steuerung der Bildung des Pankreassaftes, insbesondere durch den Nervus vagus durch. Pawlows Schüler Nikolai Schepowalnikow entdeckte 1899, dass Trypsin erst durch den Inhalt des Zwölffingerdarms aktiviert wird und damit die Enteropeptidase.[75] William Bayliss und sein Schwager Ernest Starling fanden bei ihren Pankreas-Experimenten 1902 das erste Hormon überhaupt, das die Bauchspeicheldrüse anregende Sekretin.[76] 1928/1929 entdeckten Andrew Conway Ivy und Eric Oldberg das zweite auf die Bauchspeicheldrüsensekretion wirkende Enterohormon, das Cholecystokinin, während die übrigen erst in den 1970er Jahren nachgewiesen wurden.[77]

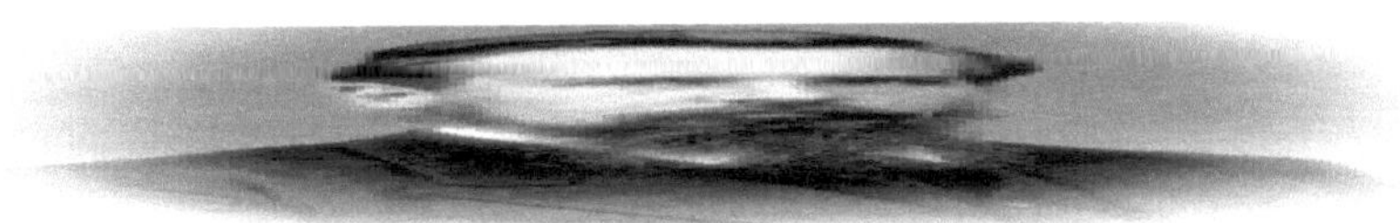

Paul Langerhans entdeckte 1869 den endokrinen Anteil der Bauchspeicheldrüse.

Mit der Verbesserung der Lichtmikroskope und der mikroskopischen Techniken im 19. Jahrhundert waren auch die technischen Voraussetzungen zur Erforschung des Feinbaus gegeben. Die erste histologische Beschreibung des Feinbaus des exokrinen Teils legte Moyse in seiner Dissertation 1852 vor, in der auch erstmals die Acini beschrieb.[78] 1869 entdeckte der deutsche Pathologe Paul Langerhans die später nach ihm als Langerhans-Inseln benannten endokrinen Zellverbände in der Bauchspeicheldrüse, konnte ihre Funktion aber nicht deuten.

Im Jahre 1880 erkannte Étienne Lancereaux, dass die seit dem Altertum bekannte Zuckerkrankheit definitiv mit Veränderungen der Bauchspeicheldrüse in Beziehung steht.[79] Im Jahre 1889 lösten Oskar Minkowski und Josef von Mering durch die Entfernung der Bauchspeicheldrüse bei Hunden eine Zuckerkrankheit aus,[80] doch erst der Russe Leonid Sobolew erkannte 1900 die direkte Beziehung zu den Langerhans-Inseln,[81] eine Beobachtung, die 1909 durch William George MacCallum experimentell bestätigt wurde.[82] Georg Ludwig Zülzer unternahm 1904 bis 1908 zahlreiche Versuche zur Behandlung von Diabetes mellitus mittels Pankreasextrakten. Obwohl er eine Verbesserung der Symptome der Zuckerkrankheit erzielte, brach er aufgrund der starken Nebenwirkungen seine Versuche ab.[83] Michael Lane konnte anhand unterschiedlicher Fixierungen 1907 erstmals zwei Zelltypen (α- und β-Zellen) unterscheiden, δ-Zellen wurden von William Bloom 1931 entdeckt.[84] György Gömöri entwickelte zwischen 1938 und 1950 die Färbeverfahren zur Zelldifferenzierung entscheidend weiter. Sie verloren erst mit dem

Aufkommen immunhistochemischer Färbemethoden ab 1976 an Bedeutung.[85]

Frederick Banting und Charles Best gelten als die Entdecker des Insulins. Sie isolierten es 1921 aus Bauchspeicheldrüsen von Hunden und setzten es 1922 erfolgreich zur Behandlung eines zuckerkranken Jungen ein.[86] Der Rumäne Nicolae Paulescu hatte zwar bereits 1916 ein insulinwirksames Extrakt aus Pankreasgewebe hergestellt und sich das Verfahren 1922 patentieren lassen, es jedoch nur bei Hunden eingesetzt.[87] Im Jahre 1923 entdeckten Charles P. Kimball und John R. Murlin bei Extraktionsversuchen ein weiteres Hormon, das Glucagon.[88] Das Vasoaktive intestinale Polypeptid wurde erstmals 1966 von Jerry D. Gardner und James J. Cerda aus einem Pankreastumor isoliert,[89] Somatostatin in der Bauchspeicheldrüse erst 1977 aus Inselzelltumoren.[90]

Literatur

- Hans-Gunther Beger u. a.: *The Pancreas: An Integrated Textbook of Basic Science, Medicine, and Surgery.* 2. Auflage. John Wiley & Sons, New York City 2009, ISBN 978-1-4443-0013-0 (englisch).
- Markus W. Büchler u. a.: *Pankreaserkrankungen. Akute Pankreatitis, Chronische Pankreatitis, Tumore des Pankreas.* 2. Auflage. Karger, Basel 2004, ISBN 3-8055-7460-6.
- Detlev Drenckhahn (Hrsg.): *Zellen- und Gewebelehre, Entwicklungslehre, Skelett- und Muskelsystem, Atemsystem,*

Verdauungssystem, Harn- und Genitalsystem. 16. Auflage. Urban & Fischer, München 2003, ISBN 3-437-42340-1.

- John Malone Howard, Walter Hess: *History of the Pancreas: Mysteries of a Hidden Organ*. Springer, 2002, ISBN 0-306-46742-9 (englisch).
- Franz-Viktor Salomon: *Anatomie für die Tiermedizin*. 2. Auflage. Enke, Stuttgart 2008, ISBN 978-3-8304-1075-1, S. 321–323.
- K. Zimmermann: *Bauchspeicheldrüse.* In: F. X. Sailer, F. W. Gierhake (Hrsg.): *Chirurgie historisch gesehen: Anfang – Entwicklung – Differenzierung.* vonDustri-Verlag, Deisenhofen bei München 1973, ISBN 3-87185-021-7, S. 89–106.
- Benedikt Ignatzek: *Pankreaserkrankungen.* In: Werner E. Gerabek, Bernhard D. Haage, Gundolf Keil, Wolfgang Wegner (Hrsg.): *Enzyklopädie Medizingeschichte.* De Gruyter, Berlin/New York 2005, ISBN 3-11-015714-4, S. 1094 f.

Weblinks

Commons: Bauchspeicheldrüse – Sammlung von Bildern, Videos und Audiodateien

Wiktionary: Bauchspeicheldrüse – Bedeutungserklärungen, Wortherkunft, Synonyme, Übersetzungen

Einzelnachweise

1. ↑ Detlev Drenckhahn (Hrsg.): *Anatomie, Band 1.* 17. Auflage. Urban & Fischer, München 2008, ISBN 978-3-437-42342-0, S. 723.

2. ↑ Walther Graumann, Dieter Sasse: *CompactLehrbuch Anatomie, Band 3.* Schattauer, Stuttgart 2004, ISBN 978-3-7945-2063-3, S. 120–122.
3. ↑ Renate Lüllmann-Rauch: *Histologie*. Georg Thieme, Stuttgart 2009, ISBN 978-3-13-129243-8, S. 408–413.
4. ↑ Over Cabrera: *The unique cytoarchitecture of human pancreatic islets has implications for islet cell function.* In: *Proceedings of the National Academy of Sciences (PNAS).* 103, 2006, ISSN 0027-8424, S. 2334–2339, pnas.org (PDF; 800 kB).
5. ↑ Helga Fritsch, Wolfgang Kühnel: *Taschenatlas der Anatomie: Innere Organe*. 10. Auflage. Georg Thieme, Stuttgart 2009, ISBN 978-3-13-492110-6, S. 44–45.
6. ↑ Gerhard Aumüller u. a.: *Duale Reihe Anatomie*. 2. Auflage. Georg Thieme, Stuttgart 2010, ISBN 978-3-13-152862-9, S. 675.
7. ↑ Michael Schünke u. a.: *Prometheus – Lernatlas der Anatomie: Innere Organe*. 3. Auflage. Georg Thieme, Stuttgart 2009, ISBN 978-3-13-139533-7, S. 273.
8. ↑ E. J. Verspohl, R. Tacke, E. Mutschler, G. Lambrecht: *Muscarinic receptor subtypes in rat pancreatic islets: binding and functional studies.* In: *European Journal of Pharmacology*. 178, Nr. 3, März 1990, ISSN 0014-2999, S. 303–311, PMID 2187704.
9. ↑ Vay Liang W. Go: *The Pancreas – Biology, Pathophysiology and Disease*. Ravers Press. Second Edition, ISBN 0-88167-986-0

10. ↑ F. C. Brunicardi, D. Elahi, D. K. Andersen: *Splanchnic neural regulation of somatostatin secretion in the isolated perfused human pancreas.* In: Annals of Surgery. 219, Nr. 3, März 1994, ISSN 0003-4932, S. 258–266, PMID 7908511, PMC 1243133 (freier Volltext).
11. ↑ R. S. Heller: *The comparative anatomy of islets.* In: Advances in Experimental Medicine and Biology. 654, 2010, ISSN 0065-2598, S. 21–37, doi:10.1007/978-90-481-3271-3_2, PMID 20217492 (Review).
12. ↑ J. M. W. Slack: *Developmental biology of the pancreas.* In: *Development* 121, 1995, S. 1569–1580, Volltext (PDF).
13. ↑ David J. McKenzie et al.: *Fish Physiology: Primitive Fishes: Primitive Fishes.* (= *Fish Physiology.* Band 26) Academic Press 2011, ISBN 978-0-08-054952-1, S. 385.
14. ↑ P. J. Bentley: *Comparative Vertebrate Endocrinology.* Cambridge University Press, 1998, ISBN 978-0-521-62998-0, S. 47.
15. ↑ Franz-Viktor Salomon und Maria-Elisabeth Krautwald-Junghanns: *Bauchspeicheldrüse.* In: *Anatomie für die Tiermedizin.* 2. Auflage. Enke, Stuttgart 2008, ISBN 978-3-8304-1075-1, S. 779.
16. ↑ Franz-Viktor Salomon: *Bauchspeicheldrüse, Pancreas.* In: *Anatomie für die Tiermedizin.* 2. Auflage. Enke, Stuttgart 2008, ISBN 978-3-8304-1075-1, S. 321–323.
17. ↑ Norbert Ulfig: *Kurzlehrbuch Embryologie.* Georg Thieme, Stuttgart 2009, ISBN 978-3-13-139582-5, S. 109.

18. ↑ Bertram Schnorr und Monika Kressin: *Embryologie der Haustiere*. 6. Auflage. Georg Thieme, Stuttgart 2011, ISBN 978-3-8304-1147-5, S. 181–182.

19. ↑ S. B. Smith et al.: *Rfx6 directs islet formation and insulin production in mice and humans.* In: *Nature.* 463, Nr. 7282, Februar 2010, ISSN 1476-4687, S. 775–780, doi:10.1038/nature08748, PMID 20148032, PMC 2896718 (freier Volltext).

20. ↑ E. Sh. Gerlovin: *Evolutionary morphology and classification of pancreatic acinar-islets cells.* In: T. Adesanya et al. (Hrsg.): *The Evolution of Pancreatic Islets*. Elsevier, 1976, ISBN 978-1-4832-8072-1, S. 113–120.

21. ↑ O. D. Madsen: *Pancreas phylogeny and ontogeny in relation to a 'pancreatic stem cell'.* In: *Comptes rendus biologies.* 330, Nr. 6–7, 2007, ISSN 1631-0691, S. 534–537, doi:10.1016/j.crvi.2007.03.006, PMID 17631449, PMC 1988839 (freier Volltext) (Review).

22. ↑ Behrends et al. (Hrsg.): Duale Reihe Physiologie. Thieme, Stuttgart 2009, ISBN 3-13-138411-5, S. 492–494.

23. ↑ Wolfgang von Engelhardt: *Physiologie der Haustiere*. Georg Thieme, 2009, ISBN 978-3-8304-1078-2, S. 410.

24. ↑ Wolfgang von Engelhardt: *Physiologie der Haustiere*. Georg Thieme, 2009, ISBN 978-3-8304-1078-2, S. 415.

25. ↑ Detlef Doenecke: *Karlsons Biochemie und Pathobiochemie*. Georg Thieme, 2005, ISBN 978-3-13-357815-8, S. 536–539.

26. ↑ Bernhard Kleine, Winfried Rossmanith: *Hormone und Hormonsystem – Lehrbuch der Endokrinologie.* 3. Auflage.

Springer Spektrum, Berlin/Heidelberg 2014, ISBN 978-3-642-37091-5, S. 117, 120.

27. ↑ Wolfgang Huber, Roland M. Schmid: *Akute Pankreatitis: Evidenzbasierte Diagnostik und Therapie.* (PDF; 291 kB). In: *Deutsches Ärzteblatt*. 104, Nr. 25, 22. Juni 2007, S. A-1832–A-1841. Abgerufen am 17. Dezember 2014.

28. ↑ Johannes-Martin Hahn: *Checkliste Innere Medizin.* Georg Thieme, 2010, ISBN 978-3-13-107246-7, S. 367–369.

29. ↑ Verena Arzbach: *Enzyme: vielfach einsetzbar.* In: *PTA-Forum*, Ausgabe 2/2016.

30. ↑ Edouard Battegay: *Siegenthalers Differenzialdiagnose: Innere Krankheiten – vom Symptom zur Diagnose*. 20. Auflage. Georg Thieme, 2012, ISBN 978-3-13-152520-8, S. 315.

31. ↑ Informationen zum Pankreastumor, Zentrum für Krebsregisterdaten am Robert Koch-Institut. Abgerufen am 17. Dezember 2014.

32. ↑ Georg von Samson-Himmelstjerna et al.: *Lehrbuch der Parasitologie für die Tiermedizin.* 3. Auflage, Georg Thieme, 2012, ISBN 978-3-8304-1205-2, S. 175.

33. ↑ J. F. Denton, J. M. Kinsella: *Lyperosomum intermedium sp. N. (Digenea: Dicrocoeliidae) from the rice rat, Oryzomys palustris, from southeastern salt marshes.* In: *The Journal of parasitology.* 58, Nr. 2, April 1972, ISSN 0022-3395, S. 226–228, PMID 5022855.

34. ↑ IDF Diabetes Atlas 6th edition, International Diabetes Federation, 2014. Abgerufen am 17. Dezember 2014.

35. ↑ Reto Neiger: *Differenzialdiagnosen Innere Medizin bei Hund und Katze.* Enke, 2009, ISBN 978-3-8304-1064-5, S. 340.

36. ↑ A. Raffel et al.: *Hyperinsulinemic hypoglycemia due to adult nesidioblastosis in insulin-dependent diabetes.* In: *World Journal of Gastroenterology: WJG.* 12, Nr. 44, November 2006, ISSN 1007-9327, S. 7221–7224, PMID 17131493, PMC 4087792 (freier Volltext).

37. ↑ Helmut Messmann: *Klinische Gastroenterologie: Das Buch für Fort- und Weiterbildung plus DVD mit über 1000 Befunden.* Georg Thieme, 2011, ISBN 978-3-13-165991-0, S. 709.

38. ↑ Helmut Messmann: *Klinische Gastroenterologie: Das Buch für Fort- und Weiterbildung plus DVD mit über 1000 Befunden.* Georg Thieme, 2011, ISBN 978-3-13-165991-0, S. 710.

39. ↑ Detlev Drenckhahn (Hrsg.): *Benninghoff: Anatomie. Makroskopische Anatomie, Histologie, Embryologie, Zellbiologie (Band 1).* 16. Auflage. Urban & Fischer, München 2003, ISBN 3-437-42340-1.

40. ↑ Keith L. Moore: *Embryologie – Lehrbuch und Atlas der Entwicklungsgeschichte des Menschen.* 3. Auflage. Schattauer, Stuttgart 1990, ISBN 3-7945-1356-8.

41. ↑ Jörg M. Steiner (Hrsg.): *Small Animal Gastroenterology.* Schlütersche, Hannover 2008, ISBN 978-3-89993-027-6.

42. ↑ Paul Georg Lankisch, Iris Schmidt: *Pankreasfunktionstests.* In: *Deutsches Ärzteblatt* 96, 1996, Volltext (PDF) abgerufen am 17. Dezember 2014.

43. ↑ C. Löser, A. Möllgaard, U. R. Fölsch: *Faecal elastase 1: a novel, highly sensitive, and specific tubeless pancreatic function test.* In: *Gut.* 39, Nr. 4, Oktober 1996, ISSN 0017-5749, S. 580–586, PMID 8944569, PMC 1383273 (freier Volltext).

44. ↑ Markus Vieten: *Laborwerte verstehen leicht gemacht: Alle wichtigen Werte von A–Z – Labordiagnostik der häufigsten Erkrankungen.* Georg Thieme, 2009, ISBN 978-3-8304-6284-2.

45. ↑ K. S. Goonetilleke, A. K. Siriwardena: *Systematic review of carbohydrate antigen (CA 19-9) as a biochemical marker in the diagnosis of pancreatic cancer.* In: *European journal of surgical oncology: the journal of the European Society of Surgical Oncology and the British Association of Surgical Oncology.* 33, Nr. 3, 2007, ISSN 0748-7983, S. 266–270, doi:10.1016/j.ejso.2006.10.004, PMID 17097848 (Review).

46. ↑ T. R. Srinivas und Daniel A. Shoskes: *Kidney and Pancreas Transplantation: A Practical Guide.* Springer Science & Business Media, 2010, ISBN 978-1-60761-642-9.

47. ↑ Pankreastransplantation, Deutsche Stiftung Organtransplantation. Abgerufen am 9. Januar 2015.

48. ↑ P. Layer, J. Keller, P. G. Lankisch: *Pancreatic enzyme replacement therapy.* In: *Current gastroenterology reports.* 3,

Nr. 2, 2001, ISSN 1522-8037, S. 101–108, PMID 11276376 (Review).

49. ↑ Andreas Liebl, Eric Martin: *Diabetes mellitus Typ 2: mit 13 Tabellen*. Govi, Eschborn, 2005, ISBN 978-3-7741-1042-7, S. 76.
50. ↑ PatriCa BB: *Chinese Tonic Soup with Pork Pancreas and Radishes* auf mywoklife.com, 23. Oktober 2011. Zuletzt abgerufen am 16. Dezember 2014.
51. ↑ John Malone Howard, Walter Hess: *History of the Pancreas: Mysteries of a Hidden Organ*. Springer, 2002, ISBN 0-306-46742-9, S. 3.
52. ↑ John Malone Howard, Walter Hess: *History of the Pancreas: Mysteries of a Hidden Organ*. Springer, 2002, ISBN 0-306-46742-9, S. 4.
53. ↑ John Malone Howard, Walter Hess: *History of the Pancreas: Mysteries of a Hidden Organ*. Springer, 2002, ISBN 0-306-46742-9, S. 6.
54. ↑ John Malone Howard, Walter Hess: *History of the Pancreas: Mysteries of a Hidden Organ*. Springer, 2002, ISBN 0-306-46742-9, S. 9.
55. ↑ John Malone Howard, Walter Hess: *History of the Pancreas: Mysteries of a Hidden Organ*. Springer, 2002, ISBN 0-306-46742-9, S. 8.
56. ↑ John Malone Howard, Walter Hess: *History of the Pancreas: Mysteries of a Hidden Organ*. Springer, 2002, ISBN 0-306-46742-9, S. 12.

57. ↑ John Malone Howard, Walter Hess: *History of the Pancreas: Mysteries of a Hidden Organ*. Springer, 2002, ISBN 0-306-46742-9, S. 16.
58. ↑ John Malone Howard, Walter Hess: *History of the Pancreas: Mysteries of a Hidden Organ*. Springer, 2002, ISBN 0-306-46742-9, S. 22.
59. ↑ John Malone Howard, Walter Hess: *History of the Pancreas: Mysteries of a Hidden Organ*. Springer, 2002, ISBN 0-306-46742-9, S. 20.
60. ↑ John Malone Howard, Walter Hess: *History of the Pancreas: Mysteries of a Hidden Organ*. Springer, 2002, ISBN 0-306-46742-9, S. 28–29.
61. ↑ John Malone Howard, Walter Hess: *History of the Pancreas: Mysteries of a Hidden Organ*. Springer, 2002, ISBN 0-306-46742-9, S. 17.
62. ↑ John Malone Howard, Walter Hess: *History of the Pancreas: Mysteries of a Hidden Organ*. Springer, 2002, ISBN 0-306-46742-9, S. 32.
63. ↑ John Malone Howard, Walter Hess: *History of the Pancreas: Mysteries of a Hidden Organ*. Springer, 2002, ISBN 0-306-46742-9, S. 34.
64. ↑ John Malone Howard, Walter Hess: *History of the Pancreas: Mysteries of a Hidden Organ*. Springer, 2002, ISBN 0-306-46742-9, S. 38.
65. ↑ John Malone Howard, Walter Hess: *History of the Pancreas: Mysteries of a Hidden Organ*. Springer, 2002, ISBN 0-306-46742-9, S. 40.

66. ↑ John Malone Howard, Walter Hess: *History of the Pancreas: Mysteries of a Hidden Organ*. Springer, 2002, ISBN 0-306-46742-9, S. 43.
67. ↑ John Malone Howard, Walter Hess: *History of the Pancreas: Mysteries of a Hidden Organ*. Springer, 2002, ISBN 0-306-46742-9, S. 52.
68. ↑ John Malone Howard, Walter Hess: *History of the Pancreas: Mysteries of a Hidden Organ*. Springer, 2002, ISBN 0-306-46742-9, S. 55.
69. ↑ John Malone Howard, Walter Hess: *History of the Pancreas: Mysteries of a Hidden Organ*. Springer, 2002, ISBN 0-306-46742-9, S. 58.
70. ↑ John Malone Howard, Walter Hess: *History of the Pancreas: Mysteries of a Hidden Organ*. Springer, 2002, ISBN 0-306-46742-9, S. 68.
71. ↑ John Malone Howard, Walter Hess: *History of the Pancreas: Mysteries of a Hidden Organ*. Springer, 2002, ISBN 0-306-46742-9, S. 75.
72. ↑ John Malone Howard, Walter Hess: *History of the Pancreas: Mysteries of a Hidden Organ*. Springer, 2002, ISBN 0-306-46742-9, S. 77.
73. ↑ John Malone Howard, Walter Hess: *History of the Pancreas: Mysteries of a Hidden Organ.* Springer 2002, ISBN 0-306-46742-9, S. 83.
74. ↑ J. Reynolds Green: *The Soluble Ferments and Fermentation.* Cambridge University Press, 2014, ISBN 978-1-107-67395-3, S. 195–196.

75. ↥ John Malone Howard, Walter Hess: *History of the Pancreas: Mysteries of a Hidden Organ*. Springer, 2002, ISBN 0-306-46742-9, S. 88.

76. ↥ John Malone Howard, Walter Hess: *History of the Pancreas: Mysteries of a Hidden Organ*. Springer, 2002, ISBN 0-306-46742-9, S. 89/90.

77. ↥ John Malone Howard, Walter Hess: *History of the Pancreas: Mysteries of a Hidden Organ*. Springer, 2002, ISBN 0-306-46742-9, S. 93.

78. ↥ John Malone Howard, Walter Hess: *History of the Pancreas: Mysteries of a Hidden Organ*. Springer, 2002, ISBN 0-306-46742-9, S. 59–60.

79. ↥ John Malone Howard, Walter Hess: *History of the Pancreas: Mysteries of a Hidden Organ*. Springer, 2002, ISBN 0-306-46742-9, S. 105/106.

80. ↥ John Malone Howard, Walter Hess: *History of the Pancreas: Mysteries of a Hidden Organ*. Springer, 2002, ISBN 0-306-46742-9, S. 107.

81. ↥ John Malone Howard, Walter Hess: *History of the Pancreas: Mysteries of a Hidden Organ*. Springer, 2002, ISBN 0-306-46742-9, S. 111.

82. ↥ John Malone Howard, Walter Hess: *History of the Pancreas: Mysteries of a Hidden Organ*. Springer, 2002, ISBN 0-306-46742-9, S. 112.

83. ↥ John Malone Howard, Walter Hess: *History of the Pancreas: Mysteries of a Hidden Organ*. Springer, 2002, ISBN 0-306-46742-9, S. 113.

84. ↥ S. J. Cooperstein: *The Islets of Langerhans: Biochemistry, Physiology, and Pathology*. Elsevier, 2012, ISBN 978-0-323-14733-0, S. 5.
85. ↥ S. J. Cooperstein: *The Islets of Langerhans: Biochemistry, Physiology, and Pathology*. Elsevier, 2012, ISBN 978-0-323-14733-0, S. 8–9.
86. ↥ John Malone Howard, Walter Hess: *History of the Pancreas: Mysteries of a Hidden Organ*. Springer, 2002, ISBN 0-306-46742-9, S. 117.
87. ↥ Vivienne Baillie Gerritsen: *Protein of the 20th century.* In: *Protein Spotlight.* 9. April 2001. Abgerufen am 17. Dezember 2014.
88. ↥ C. P. Kimball, John R. Murlin: *Aqueous extracts of pancreas. III. Some precipitation reactions of insulin.* In: *J. Biol. Chem.* 58, 1923, S. 337–346.
89. ↥ John Malone Howard, Walter Hess: *History of the Pancreas: Mysteries of a Hidden Organ*. Springer, 2002, ISBN 0-306-46742-9, S. 151.
90. ↥ John Malone Howard, Walter Hess: *History of the Pancreas: Mysteries of a Hidden Organ*. Springer, 2002, ISBN 0-306-46742-9, S. 152.

II. Drüse:[2]

Die **Bauchspeicheldrüse** (Pankreas) ist eine große, keilförmige Drüse im Oberbauch. Sie gibt wichtige Verdauungssekrete in den Darm und Hormone ins Blut ab. Erfahren Sie hier mehr über das wichtige Organ: Wo liegt die Bauchspeicheldrüse? Was sind die Aufgaben der Bauchspeicheldrüse? Welche wichtigen Erkrankungen der Pankreas gibt es?

Was ist die Bauchspeicheldrüse?

Die Bauchspeicheldrüse (Pankreas) ist eine keilförmige Drüse im Oberbauch, die etwa 14 bis 18 Zentimeter lang und 50 bis 120 Gramm schwer ist. Sie wird in drei Abschnitte gegliedert: Kopf, Körper und Schwanz. In ihrer ganzen Länge wird sie vom Pankreasgang durchzogen. Manche ihrer Sekrete gibt sie nach außen, das heißt in den Darm ab (exokrine Drüsenfunktion). Andere Sekrete sezerniert sie nach innen, also ins Blut (endokrine Drüsenfunktion).

Bauchschmerzen – was steckt dahinter?

Im Bauch befinden sich viele Organe. Und alle können Schmerzen verursachen. Sehen Sie hier, wann Sie die Beschwerden ernst nehmen müssen.

Im Bauch befinden sich viele Organe. Und alle können Schmerzen verursachen. Sehen Sie hier, wann Sie die Beschwerden ernst nehmen müssen.

[2] Vgl. https://www.netdoktor.de/anatomie/bauchspeicheldruese/

Welche Funktion hat die Bauchspeicheldrüse?

Funktion der Bauchspeicheldrüse ist zum einen die Produktion eines Verdauungssekrets (exokrine Drüsenfunktion) und zum anderen die Bildung von Hormonen (endokrine Funktion):

Exokrine Drüsenfunktion

Die Bauchspeicheldrüse produziert ein Verdauungssekret, das über einen Ausführungsgang in den Zwölffingerdarm, den obersten Abschnitt des Dünndarms, geleitet wird. Dort wird das Sekret mit dem Chymus (Speisebrei) aus dem Magen vermischt. Diese Abgabe eines Sekrets nach außen (ins Darmlumen) wird als exokrine Drüsenfunktion bezeichnet. Pro Tag werden etwa 1,5 bis 3 Liter Pankreassaft gebildet.

Das Pankreassekret enthält zum einen Bikarbonat zur Neutralisierung der Salzsäure, die mit dem Speisebrei aus dem Magen kommt. Das ist notwendig, damit die Verdauungsenzyme des Pankreassekrets arbeiten können und die Darmschleimhaut nicht geschädigt wird. Diese Verdauungsenzyme (wie Amylasen, Lipasen, Proteasen, DNasen) spalten die Nahrungsbestandteile (Kohlenhydrate, Fette, Eiweiße) in kleinere Moleküle, damit diese durch die Darmschleimhaut ins Blut aufgenommen werden können.

Endokrine Drüsenfunktion

In der Pankreas befinden sich auch ein bis zwei Millionen Gewebeinseln, die kein Verdauungssekret produzieren, sondern vier verschiedene Hormone. Diese Zellansammlungen werden Langerhans-Inseln (Langerhanssche Inseln) genannt.

Langerhans-Inseln

Mehr über diese hormonproduzierenden Zellgruppen lesen Sie im Beitrag Langerhans-Inseln.

Wo befindet sich die Bauchspeicheldrüse?

Die Bauchspeicheldrüse liegt quer im Oberbauch. Ihr größter Teil, der Pankreaskopf, befindet sich rechts neben der Wirbelsäule in Höhe des 2. Bis 3. Lendenwirbelkörpers in der Biegung des Zwölffingerdarms, wo auch der Pankreasgang zusammen mit dem Gallengang in den Darm mündet. Der Körper der Pankreas liegt in etwa gleicher Höhe vor der Aorta und der linken Niere. Der Schwanz der Bauchspeicheldrüse ist beweglicher und kann in seiner Form und Länge unterschiedlich sein. Er kann bis zur Milz reichen.

Welche Probleme kann die Bauchspeicheldrüse verursachen?

Ein Mangel an Verdauungsenzymen oder zu viel Säure im Darm beeinträchtigt die Verdauung im Darm. Es werden dann unzureichend Nährstoffen über die Darmschleimhaut resorbiert, was man als Malabsorption bezeichnet. Im weiteren Verlauf kommt es zu Ernährungsstörungen (Malnutrition).

Beim Typ-1-Diabetes sind die insulin-produzierenden Zellen der Bauchspeicheldrüse zerstört. Durch den daraus resultierenden Mangel an Insulin kann der Körper den Blutzuckerspiegel nicht mehr senken (nur mithilfe von Insulin können die Körperzellen den Zucker aus dem Blut aufnehmen). Beim Typ-2-Diabetes sprechen die Körperzellen nicht mehr ausreichend auf das Insulin an.

Eine Entzündung der Bauchspeicheldrüse wird Pankreatitis genannt. Sie kann zum Beispiel durch Gallensteine oder zu hohen Alkoholkonsum ausgelöst werden – letzterer führt zu einer chronischen Entzündung.

Ein Karzinom (bösartiger Tumor) der Bauchspeicheldrüse kann die Blutgefäße umwachsen und den Blutfluss behindern.

Ein Karzinom oder eine Entzündung im Kopf der **Bauchspeicheldrüse** drückt auf den Gallenblasengang, wodurch die Galle gestaut wird und es zu einer Gelbsucht (Ikterus) kommt.

III. Pankreas:[3]

Die Bauchspeicheldrüse ist ein lebenswichtiges Organ. Doch manche wissen nicht einmal genau, wo im Körper sie liegt. Hier erfahren Sie es – und mehr: von den Aufgaben der Drüse über mögliche Erkrankungen bis hin zur Frage, ob man ohne sie leben kann.

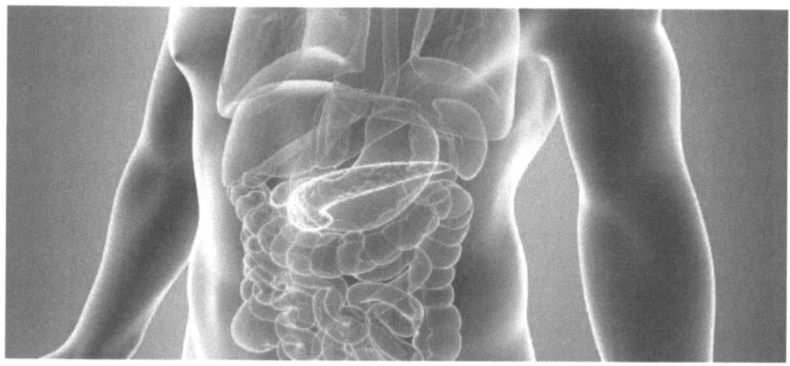

Die Bauchspeicheldrüse (Pankreas) ist ein längliches, dünnes, leicht S-förmiges Organ. Im Schnitt ist sie etwa 15 bis 20 Zentimeter lang und wiegt 70 bis 80 Gramm. Mediziner unterteilen die Drüse in **drei Abschnitte**, die ähnlich wie ein Keil zunehmend dünner werden:

- **Kopf** (lat. *caput*) = dickster Abschnitt des Pankreas mit hakenförmigem Fortsatz
- **Körper** (lat. *corpus*) = länglicher, waagerecht verlaufender Abschnitt des Pankreas
- **Schwanz** (lat. *cauda*) = nach links aufsteigender Abschnitt des Pankreas

[3] Vgl. https://www.onmeda.de/anatomie/bauchspeicheldruese.html

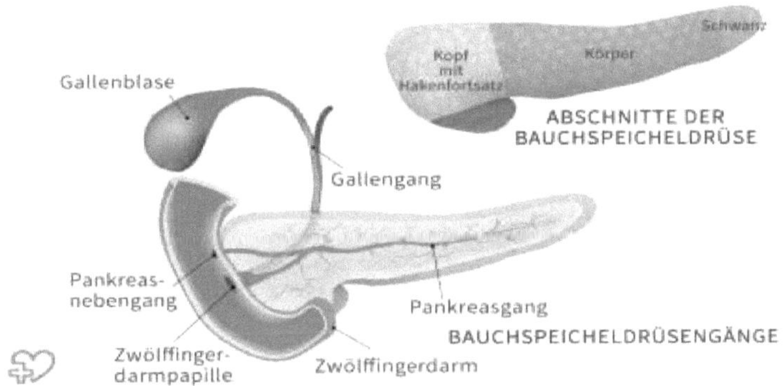

Wo liegt die Bauchspeicheldrüse?

Die Bauchspeicheldrüse liegt **quer im Oberbauch** an der hinteren Bauchwand, also **hinter dem Magen.** Der Pankreaskopf schmiegt sich in den Bogen des Zwölffingerdarms (= 1. Abschnitt des Dünndarms). Der Pankreaskörper befindet sich vor der unteren Hohlvene. Der nach links weisende Schwanz liegt der Milz an.

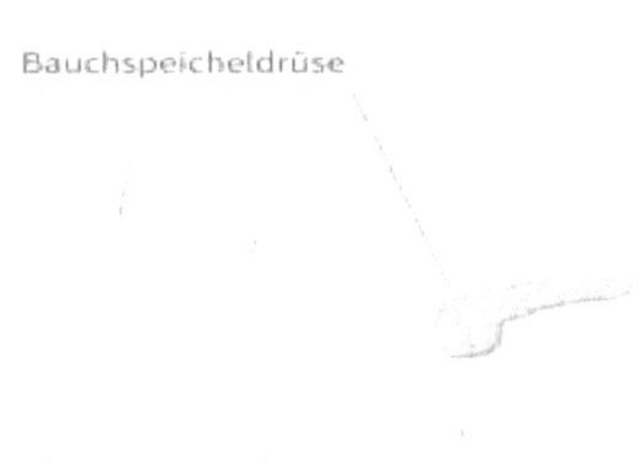

Lage der Bauchspeicheldrüse (von vorne betrachtet)

Bauchspeicheldrüse: Funktion

Welche grundlegende Aufgabe die Bauchspeicheldrüse erfüllt, verrät schon ihr Name: **Die Funktion jeder Drüse besteht darin, Wirkstoffe (Sekrete) zu bilden und abzusondern, die wichtig für den Organismus sind.** Mediziner unterscheiden

- **exokrine Drüsen**, die ihr Sekret über einen Ausführungsgang an innere oder äußere Körperoberflächen abgeben, und
- **endokrine Drüsen**, die ihr Sekret ins Blut abgeben.

Die Bauchspeicheldrüse hat eine exokrine und eine endokrine Funktion.

Exokrine Funktion der Bauchspeicheldrüse

Der exokrine Anteil der Bauchspeicheldrüse bildet **Verdauungssaft** (auch Bauchspeichel oder Pankreassaft genannt), den der Darm für die Verdauung benötigt.

Die Bauchspeicheldrüse stellt pro Tag ungefähr 1,5 Liter Verdauungssaft her. Dieser fließt durch zahlreiche Seitengänge zum Ausführungsgang des Pankreas, der – zusammen mit dem von Leber und Gallenblase kommenden Gallengang – im Zwölffingerdarm mündet.

Der Verdauungssaft enthält verschiedene Verdauungsenzyme, die im Darm dabei helfen, die Nahrung in kleine Einheiten aufzuspalten. Erst dann kann der Körper die Nahrungsbestandteile aus dem Darm aufnehmen und verwerten. **Damit ist die Bauchspeicheldrüse ein wichtiges Verdauungsorgan des Menschen.**

Endokrine Funktion der Bauchspeicheldrüse

Der endokrine Anteil der Bauchspeicheldrüse bildet verschiedene Hormone – wie Insulin und Glukagon, deren Funktion in der Regulierung des Blutzuckers (Glukose) besteht.

- **Insulin senkt den Blutzuckerspiegel,** indem es
  - die Körperzellen dazu anregt, Glukose aus dem Blut aufzunehmen, um sie mit Energie zu versorgen, und
  - die Leber dazu anregt, überschüssige Glukose aufzunehmen und zu speichern.
- **Glukagon erhöht den Blutzuckerspiegel,** indem es die Leber dazu bringt, Glukose freizusetzen.

Daneben bildet die Bauchspeicheldrüse noch weitere Hormone, etwa

- **Somatostatin**, das die Hormonfreisetzung der Bauchspeicheldrüse senkt und die Verdauungstätigkeit bremst, sowie
- **Pankreatisches Polypeptid**, das die Bildung von Galle und Verdauungssaft drosselt.

Gebildet werden die Hormone in den **Langerhans-Inseln:** Das sind Ansammlungen aus jeweils mehreren Tausend großen, hormonbildenden Zellen, die zwischen den exokrinen Anteilen der Bauchspeicheldrüse liegen. Ihre höchste Dichte haben die Langerhans-Inseln im Pankreasschwanz.

In ihrer Gesamtheit bezeichnet man die Langerhans-Inseln in der Bauchspeicheldrüse auch als **Inselorgan** oder **Inselapparat**.

Erkrankungen der Bauchspeicheldrüse

Typische Erkrankungen der Bauchspeicheldrüse sind:

- **Bauchspeicheldrüsenentzündung**
  Die **akute** Bauchspeicheldrüsenentzündung tritt plötzlich auf und ist vorübergehend. Die **chronische** Entzündung ist gekennzeichnet durch immer wiederkehrende Entzündungsschübe, die zu bleibenden Schäden am Gewebe der Bauchspeicheldrüse mit fortschreitendem Funktionsverlust führen.
- **Pseudozysten**
  Das sind örtliche Flüssigkeitsansammlungen in oder an der Bauchspeicheldrüse, die sich aus geschädigtem Pankreasgewebe bilden können. Meist entstehen sie infolge einer Bauchspeicheldrüsenentzündung.
- **Bauchspeicheldrüsenkrebs**
  Dieser bösartige Tumor geht in den allermeisten Fällen von dem Teil des Pankreas aus, der den Verdauungssaft herstellt und absondert. Die hormonbildenden Zellen sind nur selten beteiligt.
- **Insulinom**
  Dieser seltene, meist gutartige und oft kleine Tumor hat seinen Ursprung überwiegend in den hormonbildenden Zellen. Insulinome bilden mehr oder weniger unabhängig vom

Blutzuckerspiegel Insulin, wodurch es häufig zu Unterzuckerungen kommt.

Bauchspeicheldrüse: Symptome

In erster Linie verursacht eine kranke Bauchspeicheldrüse **Schmerzen**, die typischerweise im Oberbauch auftreten. Wegen ihrer Nähe zur Wirbelsäule kann eine Erkrankung der Bauchspeicheldrüse aber auch Rückenschmerzen auslösen.

Wenn das Gewebe durch die Krankheit so stark geschädigt ist, dass die Bauchspeicheldrüse ihre Aufgaben nicht mehr erfüllen kann, kommen weitere Symptome hinzu.

Ist die exokrine Funktion der Bauchspeicheldrüse beeinträchtigt, bildet sich zu wenig Verdauungssaft. Mediziner bezeichnen diesen Zustand als **exokrine Pankreasinsuffizienz**. Typische Anzeichen hierfür sind **Verdauungsbeschwerden** wie

- Durchfall,
- Übelkeit,
- Erbrechen,
- Blähungen und
- Fettstühle (= grau gefärbter, stark riechender, durchfallartiger Stuhl mit hohem Fettgehalt).

Wenn der endokrine Anteil der Bauchspeicheldrüse nur noch unzureichend funktioniert, bilden sich zu wenig Hormone. Dann liegt eine **endokrine Pankreasinsuffizienz** vor. Weil dem Körper dadurch das Insulin zur Blutzuckerkontrolle fehlt, gerät der

Blutzuckerspiegel aus dem Gleichgewicht. Die mögliche Folge ist ein **Diabetes mellitus**.

Ob hinter solchen Beschwerden wirklich eine kranke Bauchspeicheldrüse steckt, kann aber nur eine **Untersuchung beim Arzt** zeigen.

So kann der Arzt etwa die Funktion der Bauchspeicheldrüse anhand bestimmter **Blutwerte** untersuchen. Wichtige Hinweise liefern vor allem die Pankreasenzyme sowie die Entzündungs-, Leber- und Blutzuckerwerte. Auch verschiedene Urin- und Stuhlanalysen können helfen, die Pankreasfunktion zu kontrollieren.

Um das Organ direkt zu untersuchen, kommen bildgebende Verfahren zum Einsatz. Am einfachsten ist es, die Bauchspeicheldrüse per **Ultraschall** zu betrachten. Dabei kann der Arzt beispielsweise folgende Veränderungen feststellen:

- das Ausmaß einer Entzündung
- Schwellungen
- flüssigkeitsgefüllte Hohlräume (Zysten)
- abgestorbenes Gewebe
- Tumoren

Allerdings sind kleinere Veränderungen bei der normalen Ultraschalluntersuchung nicht erkennbar. Und wegen ihrer Lage ist die Bauchspeicheldrüse mit Ultraschall von außen nicht immer gut zu sehen.

Bessere Ergebnisse liefert die **Endosonographie**, die einer Magenspiegelung ähnelt. Der wichtigste Unterschied: Bei der Endosonographie ist an dem Schlauch, den der Arzt durch Mund und Speiseröhre bis in den Magen und Zwölffingerdarm schiebt, statt einer Kamera ein **Ultraschallkopf** befestigt.

Damit kann der Arzt schon sehr kleine Veränderungen an der Bauchspeicheldrüse erkennen und bei Bedarf Gewebeproben für die Diagnose entnehmen.

Leben ohne Bauchspeicheldrüse

Eine kranke Bauchspeicheldrüse zu transplantieren ist – anders als bei anderen Organtransplantationen – meist keine lebensrettende Maßnahme. Denn **zur Not kann man auch ohne Bauchspeicheldrüse leben.**

Auf Dauer kann der Mensch aber nicht ohne die von der Bauchspeicheldrüse gebildeten Verdauungsenzyme und/oder Hormone überleben. Wenn eine der beiden Organfunktionen ausfällt oder man die Bauchspeicheldrüse vollständig entfernen muss, ist es darum **notwendig, den Mangel durch Medikamente auszugleichen** und die Ernährung umzustellen.

IV. Organ:[4]

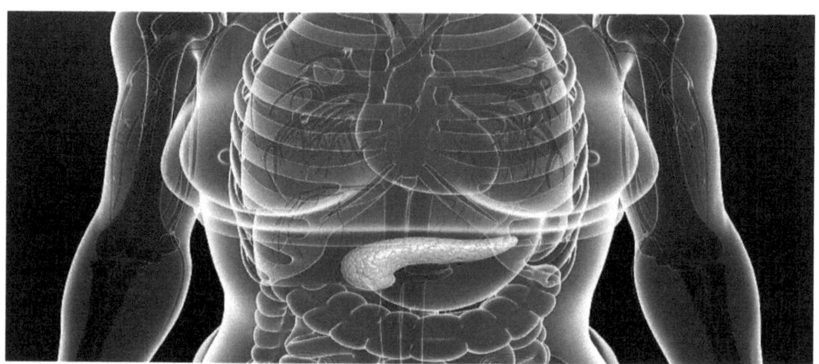

Die Bauchspeicheldrüse liegt hinter dem Magen, sie ist u.a. für die Hormonproduktion (z.B. Insulin) und die Verdauung wichtig.

Die Bauchspeicheldrüse ist ein bis 14 bis 18 cm langes Organ, das sich hinter dem Magen befindet. Sowohl in der Hormonproduktion als auch in der Produktion von Verdauungsenzymen spielt sie eine wichtige Rolle.

Unter bestimmten Umständen kann es zu einer Entzündung der Bauchspeicheldrüse kommen, für die starke gürtelförmige Oberbauchschmerzen, die bis in den Rücken ausstrahlen können, charakteristisch sind. Die Ursachen sind meist Gallensteine oder Alkohol. Auch bestimmte Medikamente können eine Entzündung auslösen.

Überblick

- Wie funktioniert die Bauchspeicheldrüse?

4 Vgl. https://www.minimed.at/medizinische-themen/stoffwechsel-verdauung/bauchspeicheldruese/

Wie funktioniert die Bauchspeicheldrüse?

Die Bauchspeicheldrüse wird von einem komplexen Nervengeflecht durchzogen. Der sogenannte exokrine Anteil der Bauchspeicheldrüse, der für die Produktion von Verdauungsenzymen zuständig ist, produziert täglich etwa 1,5-3 Liter Sekret.

Wie ist die Bauchspeicheldrüse aufgebaut?

Die Bauchspeicheldrüse lässt sich anatomisch in 3 Abschnitte teilen:

- Pankreaskopf
- Pankreaskörper und
- Pankreasschwanz

Funktionell werden der exokrine und der endokrine Anteil unterschieden. Der exokrine Teil besteht aus mehreren kleinen Drüsenzellen, die über die gesamte Bauchspeicheldrüse verteilt sind. Hier werden die Verdauungsenzyme gebildet. Der endokrine Teil wird auch als Langerhans-Inseln bezeichnet. Diese befindet sich hauptsächlich im Pankreaskörper und Pankreasschwanz. Hier findet die Produktion von Insulin und Glukagon statt.

Die Bauchspeicheldrüse steht durch den Pankreasgang mit dem Dünndarm in Verbindung, über den sie Verdauungsenzyme in den Darm abgibt.

Welche Aufgaben hat die Bauchspeicheldrüse?

Grob kann man die Aufgaben der Bauchspeicheldrüse in 2 große Bereiche teilen.

- **Hormonproduktion**: Sie produziert in den sogenannten Langerhans-Zellen Insulin und Glukagon und reagiert auf einen Abfall und Anstieg des Blutzuckerspiegels.
- **Bildung von Verdauungssekret**: Es unterstützt die Verdauung im Zwölffingerdarm.

Welche Hormone produziert die Bauchspeicheldrüse?

In den sogenannten Langerhans-Inseln werden die Hormone Insulin und Glukagon hergestellt. Insulin ist ein lebensnotwendiges Hormon, das den Transport von Glukose (Zucker) in die Zellen bewirkt. Der Gegenspieler des Insulin ist das Glukagon, das ebenfalls im Pankreas produziert wird. Glukagon setzt bei Unterzuckerung des Körpers Glukose aus körpereigenen Speichern, wie etwa der Leber, frei. Somit steigt der Blutzuckerspiegel wieder.

Bei Diabetikern kann die Bauchspeicheldrüse kein Insulin herstellen (Diabetes Typ 1) bzw. wird es in zu geringen Mengen produziert bzw. es verliert seine Wirkung (Diabetes Typ 2). Dadurch steigt der Blutzuckerspiegel an, ohne dass der Zucker in die Zellen gelangt und verarbeitet werden kann. In den meisten Fällen verläuft dies symptomlos und wird nicht bemerkt. Umso wichtiger ist es, jährlich bei der Vorsorgeuntersuchung einen Blutzuckertest durchzuführen, um diese Erkrankung rechtzeitig zu erkennen.

Wie unterstützt die Bauchspeicheldrüse die Verdauung?

Im exokrinen Teil des Pankreas werden täglich zwischen 1,5 und 3 Liter Verdauungssekret gebildet. Dieses Verdauungssekret besteht aus mehr als 20 verschiedenen Enzymen, die zusammen mit der Gallenflüssigkeit aus der Leber in den Zwölffingerdarm abgegeben werden. Die wichtigsten Enzyme sind Trypsin, Lipase und Amylase. Diese Enzyme sind wichtig, damit die Nahrungsbestandteile zerlegt werden können. Fehlen diese, werden Kohlenhydrate, Fette und Eiweiß ausgeschieden, ohne dass die wichtigen Bestandteile ins Blut aufgenommen werden können. Die Folgen können Blähungen, Darmkrämpfe, Durchfall oder Mangelerscheinungen sein.

Erkrankungen der Bauchspeicheldrüse

Es kann zwischen angeborenen und entzündlichen Erkrankungen des Pankreas unterschieden werden, sowie Tumoren. Angeborene Erkrankungen kommen sehr selten vor.

Akute Pankreatitis

Die akute Entzündung der Bauchspeicheldrüse kann viele Ursachen haben. Am häufigsten ist der chronische und exzessive Alkoholmissbrauch, sowie im Gallengang eingeklemmte Gallensteine, die einen Rückstau der Galle bis in die

Bauchspeicheldrüse bewirken. Hierbei kommt es infolge der Reizung durch die Galle zu einer Entzündung der Bauchspeicheldrüse. In seltenen Fällen können bestimmte Infektionen (Viren oder Parasiten) der Auslöser sein, sowie Medikamente (Diuretika, Cortisol, Antibiotika). Männer sind häufiger betroffen als Frauen.

Symptome einer akute Pankreatitis

Sehr oft kommt es bei der Entzündung zu dumpfen Schmerzen im Oberbauch, die gürtelförmig in den Rücken ausstrahlen. Zusätzlich können Übelkeit, Erbrechen und Fieber (bis zu 38,5°C) auftreten. Innerhalb von wenigen Stunden kann es zu einem septischen Schock kommen, der mit Blutdruckabfall und Herzrasen einhergeht.

Die chronische Form der Pankreatitis entsteht schleichend über mehrere Jahre. Der Auslöser kann auch hier wieder ein übermäßiger Alkoholkonsum sein.

Bauchspeicheldrüsenkrebs

Bauchspeicheldrüsenkrebs wird in den meisten Fällen erst sehr spät in einem fortgeschrittenen Stadium bemerkt. Eine spezifische Vorsorgeuntersuchung für diese Erkrankung gibt es leider nicht.

Symptome von Bauchspeicheldrüsenkrebs

Die ersten Symptome können dann eine schmerzlose Gelbfärbung der Augen und Haut (Ikterus), Übelkeit, Gewichtsverlust, Angeschlagenheit und Appetitverlust sein. Auch kann es zu

Oberbauchschmerzen wie bei einer Entzündung der Bauchspeicheldrüse kommen.

Risikofaktoren der Bauchspeicheldrüsenerkrankungen

Zu den Risikofaktoren für Pankreaserkrankungen zählen in erster Linie

- übermäßiger Alkoholkonsum
- Nikotin
- Übergewicht
- chronische Pankreatitis
- Diabetes mellitus
- Hat ein Verwandter 1. Grades Bauchspeicheldrüsenkrebs, steigt die Erkrankungswahrscheinlichkeit

So bleibt die Bauchspeicheldrüse gesund

Um Pankreaserkrankungen vorzubeugen empfiehlt es sich, auf den Nikotinkonsum zu verzichten, dazu zählt auch Passivrauchen. Es sollte ein Normalgewicht angestrebt werden. Auch Sport und Bewegung scheinen sich positiv auszuwirken. Besteht ein ausgeprägter Alkoholkonsum, sollte dieser auch gegebenenfalls eingeschränkt werden.

V. Atlas:

Ein Atlas der menschlichen Bauchspeicheldrüse[5]

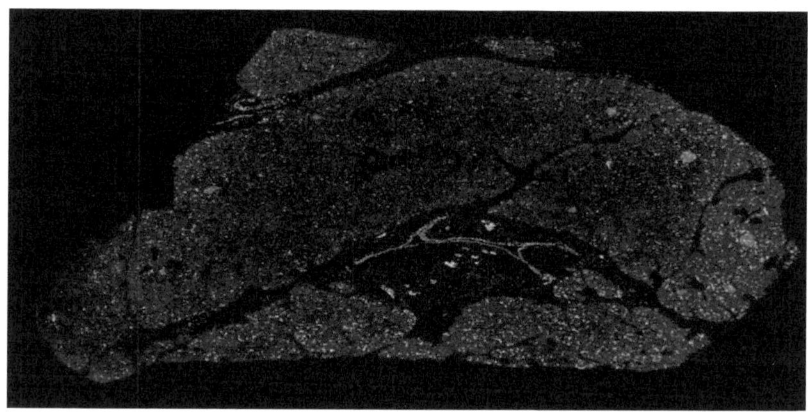

Schnitt durch eine Bauchspeicheldrüse: Jede Farbe repräsentiert einen anderen Zelltyp.

*Wissenschaftler*innen vom Berlin Institute of Health (BIH) und von der Charité – Universitätsmedizin Berlin haben in einem internationalen Projekt alle Zellen der menschlichen Bauchspeicheldrüse genetisch untersucht, ihre genaue Lage innerhalb des Organs bestimmt und die Verbindungen zwischen den einzelnen Zellen aufgeklärt. Dabei stießen sie auf bisher unbekannte, neue Zelltypen, die erklären können, wie dieses wichtige Organ funktioniert und wie darin Krankheiten entstehen. Das Projekt ist Teil des weltweiten Human Cell Atlas Projektes, dessen Ziel die Analyse sämtlicher Zellen des menschlichen Körpers ist.*

[5] Vgl. https://www.innovations-report.de/fachgebiete/biowissenschaften-chemie/ein-atlas-der-menschlichen-bauchspeicheldruese/

Ihre Ergebnisse haben die Forscher*innen nun in der Zeitschrift Gastroenterology veröffentlicht.

„Wir wollten eine Ressource für alle Forscher*innen schaffen, die sich für die Bauchspeicheldrüse interessieren", erklärt Professor Roland Eils, Leiter des internationalen Pankreasprojekts und als BIH Chair Gründungsdirektor des Digital Health Center am BIH und an der Charité. „Unsere Ergebnisse helfen sowohl denjenigen, die den endokrinen Teil der Bauchspeicheldrüse untersuchen, der Insulin produziert und beispielsweise für die Entwicklung von Diabetes verantwortlich ist. Aber unsere Ergebnisse sind auch relevant für Wissenschaftler*innen, die sich mit dem exokrinen Teil der Drüse beschäftigen, der die Verdauungsenzyme herstellt und in den Dünndarm abgibt und bei Pankreatitis oder Pankreaskrebs betroffen ist."

Pankreasgewebe zu gewinnen und zu untersuchen erweist sich jedoch als äußerst schwierig: Die Verdauungsenzyme sind sehr aktiv und das Organ läuft Gefahr, sich selbst verdauen. Daher war es wichtig, das Gewebe möglichst schonend und schnell aufzubereiten. Das Team um Roland Eils stützte sich dabei auf internationale Kooperationen. „Von unseren Kolleginnen und Kollegen in Stanford und München haben wir qualitativ hochwertige Proben erhalten. Anschließend haben wir in unserem Labor neue Protokolle speziell für das Pankreasgewebe entwickelt, mit denen wir diese Art von Daten zum ersten Mal gewinnen konnten", berichtet Christian Conrad, in dessen Labor die Untersuchungen stattfanden und der gemeinsam mit Roland Eils Letztautor der Veröffentlichung ist.

Luca Tosti, Wissenschaftler im Labor von Christian Conrad und Erstautor der Arbeit, setzte bei diesem Mammutprojekt verschiedene Einzelzelltechnologien ein. „Einerseits haben wir Zellkerne aus tiefgefrorenen Biopsien isoliert und in jedem Kern einzeln die Genaktivität gemessen. Insgesamt haben wir so mehr als 120.000 Zellkerne analysiert. Außerdem haben wir die so genannte In-situ-Sequenzierung im gefrorenen Gewebe durchgeführt. Dieser Ansatz verrät uns nicht nur, welche Gene in den verschiedenen Zellen aktiv sind, sondern auch, wie sich die Zellen räumlich organisieren und welche Beziehungen zwischen den verschiedenen Zellen bestehen“, erklärt Tosti.

Bei seinen Untersuchungen konnte das Team exokrine Pankreaszellen in drei Subtypen unterteilen. Im Vergleich von erwachsenem Gewebe mit dem von Neugeborenen zeigte sich ein erstaunlicher Umbau der Zellzusammensetzung im Verlauf der Entwicklung. „Wir waren überrascht, dass ein Organ, das bisher als relativ homogen angesehen wurde, einen so komplexen Aufbau aufweist“, berichtet Roland Eils. „Indem wir verschiedene biologische und rechnergestützte Verfahren kombiniert haben, haben wir Einblicke in die Kommunikation zwischen den Zellen erhalten, die zuvor in der menschlichen Bauchspeicheldrüse nicht möglich waren.“

Als nächstes wollen die Forscher*innen Proben von Patient*innen mit Diabetes oder Panreastumoren analysieren, um die Ursachen von Erkrankungen der Bauchspeicheldrüse besser zu verstehen und darauf aufbauend neue Diagnose- und Therapiemöglichkeiten zu entwickeln.

Die Europäische Union fördert das Horizon 2020 Projekt ESPACE zur zellulären Analyse der Bauchspeicheldrüse mit insgesamt fünf Millionen Euro, davon geht eine Million nach Berlin ans Digital Health Center, von wo aus das Projekt koordiniert wird. Start war im Januar 2020. Das Bauchspeicheldrüsenprojekt ist ein Teilprojekt der Human Cell Atlas Initiative. Hier haben sich Forscher*innen weltweit zusammengetan, um jede einzelne Zelle des menschlichen Körpers zu beschreiben. Ziel ist es, die Vorgänge im gesunden Körper zu verstehen, um auf dieser Basis Krankheiten besser diagnostizieren, behandeln und vorbeugen zu können. „Das Human Cell Atlas Projekt ist sicher eines der zukunftsträchtigsten Projekte im Bereich der Lebenswissenschaften", ist Roland Eils überzeugt. „Unsere Vision ist es, hier einen entscheidenden Beitrag für das Verständnis des menschlichen Lebens zu leisten." Das Bauchspeicheldrüsenprojekt ist das einzige Projekt von insgesamt sechs europäischen Human Cell Atlas Initiativen, das von Deutschland aus koordiniert wird.

Luca Tosti, Yan Hang, Olivia Debnath, Sebastian Tiesmeyer........... Seung K. Kim, Roland Eils, Christian Conrad: Single nucleus and in situ RNA sequencing reveals cell topographies in the human pancreas, Gastroenterology, Nov 16 2020; DOI:https://doi.org/10.1053/j.gastro.2020.11.010

Weitere Informationen zu ESPACE finden Sie hier: https://www.espace-h2020.eu/

Über das Berlin Institute of Health (BIH)
Die Mission des Berlin Institute of Health (BIH) ist die medizinische Translation: Erkenntnisse aus der biomedizinischen Forschung werden in neue Ansätze zur personalisierten Vorhersage, Prävention, Diagnostik und Therapie übertragen, umgekehrt führen Beobachtungen im klinischen Alltag zu neuen Forschungsideen. Ziel ist es, einen relevanten medizinischen Nutzen für Patient*innen und Bürger*innen zu erreichen. Dazu etabliert das BIH ein umfassendes translationales Ökosystem, setzt auf ein organübergreifendes Verständnis von Gesundheit und Krankheit und fördert einen translationalen Kulturwandel in der biomedizinischen Forschung. Das BIH wurde 2013 gegründet und wird zu 90 Prozent vom Bundesministerium für Bildung und Forschung (BMBF) und zu zehn Prozent vom Land Berlin gefördert. Die Gründungsinstitutionen Charité – Universitätsmedizin Berlin und Max-Delbrück-Centrum für Molekulare Medizin in der Helmholtz-Gemeinschaft (MDC) sind im BIH eigenständige Gliedkörperschaften.

Originalpublikation:

Luca Tosti, Yan Hang, Olivia Debnath, Sebastian Tiesmeyer........... Seung K. Kim, Roland Eils, Christian Conrad: Single nucleus and in situ RNA sequencing reveals cell topographies in the human pancreas, Gastroenterology, Nov 16 2020; DOI:https://doi.org/10.1053/j.gastro.2020.11.010

VI. Pankreatitis:[6]

Eine **Bauchspeicheldrüsenentzündung** (Pankreatitis) kann akut oder chronisch verlaufen. Die akute Entzündung wird bei den meisten Patienten durch Gallensteine ausgelöst. Sie führt dazu, dass sich die Drüse gewissermaßen "selbst verdaut". Das typische Symptom der akuten Pankreatitis sind gürtelförmig in den Rücken ausstrahlende Oberbauchschmerzen. Lesen Sie mehr über Symptome, Ursachen, Diagnose und Behandlung der Bauchspeicheldrüsenentzündung!

ICD-Codes für diese Krankheit:

ICD-Codes sind international gültige Verschlüsselungen für medizinische Diagnosen. Sie finden sich z.B. in Arztbriefen oder auf Arbeitsunfähigkeitsbescheinigungen.

K86K85

Der erste Schritt bei Bauchspeicheldrüsenentzündung ist es, auf Alkohol zu verzichten. Er gilt als Hauptverursacher der Krankheit.

Kurzübersicht

- **Definition:** akute oder chronische Entzündung der Bauchspeicheldrüse (Drüse im Bauchraum, die Verdauungsenzyme und wichtige Hormone produziert)
- **Symptome:** Akute Pankreatitis: heftige Oberbauchschmerzen, die in den Rücken ausstrahlen können; außerdem

[6] Vgl. https://www.netdoktor.de/krankheiten/bauchspeicheldruesenentzuendung/

Gummibauch, Übelkeit und Erbrechen, Fieber, Gelbsucht, bläuliche Hautverfärbungen. Chronische Pankreatitis: Gewichtsverlust, Verdauungsprobleme, Müdigkeit, Gangstörungen, Nachtblindheit, Blutungsneigung etc.

- **Ursachen:** Bei akuter Pankreatis meist Gallensteine oder Alkoholkonsum, seltener Medikamente, Infektionen etc.. Der Auslöser der chronischen Pankreatitis ist meist regelmäßiger Alkoholkonsum. Seltenere Ursachen sind etwa Stoffwechselerkrankungen oder Gendefekte.
- **Untersuchungen:** Patientengespräch (Anamnese), körperliche Untersuchung, Blutuntersuchung (Bauchspeicheldrüsenenzyme, Kalzium, Gamma-GT, alkalische Phosphatase, Leberwerte etc.), Stuhluntersuchung, bildgebende Verfahren (Ultraschall, Röntgen, evtl. Kernspintomografie, Computertomografie), Gallenspiegelung (ERCP)
- **Behandlung:** Akute Pankreatitis: Flüssigkeitsgabe, Medikamente, kurzzeitig Nahrungsverzicht, gefolgt von Schonkost, evtl. künstliche Ernährung, Entfernung vorhandener Gallensteine; selten ist eine Operation nötig. Chronische Pankreatitis: Lebenslanger Alkoholverzicht, Einnahme von Verdauungsenzymen und Vitaminen, evtl. Insulingabe, selten Operation.
- **Prognose:** Abhängig von Verlauf (akut/chronisch) und Schweregrad der Entzündung.

Akute Bauchspeicheldrüsenentzündung: Symptome

Plötzliche, heftige Schmerzen im Oberbauch sind häufige Anzeichen einer akuten Bauchspeicheldrüsenentzündung. Symptome wie ein aufgeblähter Bauch sowie Übelkeit und Erbrechen kommen oft hinzu. Art und Ausmaß der Beschwerden hängen aber vom Schweregrad der Entzündung sowie eventuellen Folgen ab. Zusammengefasst können bei einer akuten Bauchspeicheldrüsenentzündung Symptome und Komplikationen folgender Art auftreten:

- **akute, heftig Oberbauchschmerzen:** Plötzliche Oberbauchschmerzen, die gürtelförmig bis in Rücken oder manchmal auch in andere Richtung ausstrahlen und mehrere Tage anhalten können. Sind Gallensteine der Auslöser der akuten Pankreatitis, können die Schmerzen kolikartig sein (also wellenförmig zu- und abnehmen).
- **Übelkeit und Erbrechen:** Die Oberbauchschmerzen bei akuter Pankreatitis werden meist von Übelkeit und Erbrechen begleitet.
- Blähungen **und aufgeblähter Bauch:** Bei akuter Bauchspeicheldrüsenentzündung ist der Bauch oft gummiartig aufgebläht ("Gummibauch") und druckempfindlich.
- **Gesichtsrötung**
- **Fieber und Schwäche:** Temperaturen über 38°C sind ein Abwehrmechanismus des Körpers, der im Rahmen von Entzündungsreaktionen auftritt. Oft ist auch der Blutdruck sehr

niedrig. Beides führt dazu, dass der Patient sich schlapp und müde fühlt.

- **Kreislaufprobleme:** Freigesetzte Entzündungsstoffe bewirken, dass die Gefäßwände durchlässiger werden. So kann Flüssigkeit leichter in das umliegende Gewebe austreten. Dadurch sinkt der Blutdruck, was Kreislaufprobleme hervorrufen kann. Eventuell tritt sogar ein Kreislaufschock ein!
- **Wasseransammlung in Bauch und** Lunge**:** Als Folge der akuten Bauchspeicheldrüsenentzündung kann sich Flüssigkeit in der Bauchhöhle (Bauchwassersucht, Aszites) oder zwischen Lunge und Brustwand ansammeln (Pleuraerguss).
- **Bläuliche Hautverfärbungen:** Bei einer schweren akuten Bauchspeicheldrüsenentzündung zeigen sich mitunter bläulich-grünliche Flecken (Blutergüsse) um den Bauchnabel herum (Cullen-Zeichen) oder auch an den seitlichen Flanken (Grey-Turner-Zeichen). Sie entstehen durch kleine Einblutungen im oberflächlichen Fettgewebe. Dieses Symptom gilt als ungünstiges Zeichen für den weiteren Verlauf einer akuten Pankreatitis.
- **Gelbsucht (Ikterus):** Meist ist die akute Bauchspeicheldrüsenentzündung auf ein Gallenleiden zurückzuführen. Arbeitet dieses Organ nicht mehr richtig, verbleibt Bilirubin, ein Abbauprodukt des roten Blutfarbstoffes (Hämoglobin), im Körper und lagert sich an verschiedenen Stellen ab. Als erstes zählt dazu die Sklera, also das Weiße im Auge, dass sich in der Folge geblich verfärbt. Später setzt sich das Bilirubin auch in Haut und Schleimhäuten ab, die dadurch ebenfalls eine Gelbfärbung annehmen.

Akute Pankreatitis: Ursachen und Risikofaktoren

Eine akute Bauchspeicheldrüsenentzündung wird in etwa 45 Prozent der Fälle durch **Gallensteine** verursacht (biliäre Pankreatitis): Die Galle (produziert in der Leber und zwischengespeichert in der Gallenblase) sowie das Verdauungssekret aus der Bauchspeicheldrüse (Pankreassaft) fließen in der Regel über einen gemeinsamen Gang in den Dünndarm. Wird dieser Gang von Gallensteinen blockiert, staut sich der Pankreassaft in die Bauchspeicheldrüse zurück (und die Galle in Richtung Leber). Die Verdauungsenzyme, die im gestauten Pankreassaft enthalten sind, werden dann schon in der Bauchspeicheldrüse aktiv statt wie vorgesehen erst im Darm. Sie greifen das Drüsengewebe an, sodass sich die Bauchspeicheldrüse gewissermaßen selbst verdaut (**proteolytische Autodigestion**). Das geschädigte Gewebe ruft das Immunsystem auf den Plan, und es kommt zu einer Entzündungsreaktion.

Akute Bauchspeicheldrüsenentzündung

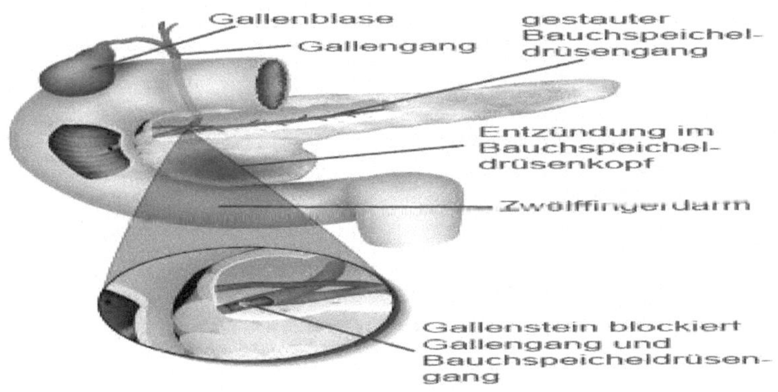

Eine akute Bauchspeicheldrüsenentzündung entsteht meist aufgrund einer Gallenwegserkrankung wie z.B. Gallensteine, welche die Ausführungsgänge für Galle und Pankreassekret verstopfen.

Alkohol ist die zweithäufigste Ursache für eine akute Bauchspeicheldrüsenentzündung. Er ist für rund 35 Prozent aller Krankheitsfälle verantwortlich. Alkohol greift das Pankreasgewebe direkt an und verursacht so eine Entzündungsreaktion.

Um eine akute Pankreatitis zu bekommen, ist nicht unbedingt ein Alkoholexzess nötig. Manche Menschen reagieren schon auf eine verhältnismäßig moderate Alkoholmenge mit einer Bauchspeicheldrüsenentzündung.

Seltenere Ursachen einer akuten Bauchspeicheldrüsenentzündung (ca. 15 Prozent aller Fälle) sind:

- Virusinfektionen wie Mumps, HIV, Virus-Hepatitis
- bestimmte Medikamente wie Entwässerungsmittel, Blutdrucksenker, Hormone
- stark erhöhter Kalziumspiegel, z.B. bei Überfunktion der Nebenschilddrüse
- stark erhöhte Blutfettwerte (> 1000 mg/dl)
- Spiegelung des Gallenwegssystems (ERCP), Bauchverletzung oder Operation
- Vererbung (hereditäre Pankratitis)
- anatomische Besonderheiten

Bei etwa 15 Prozent der Betroffenen lässt sich keine Ursache für die Bauchspeicheldrüsenentzündung finden. Mediziner nennen dies dann eine **idiopathische Pankreatitis**.

Chronische Pankreatitis

Im Gegensatz zur akuten Bauchspeicheldrüsenentzündung ist die chronische Pankreatitis eine **wiederkehrende Entzündung der Bauchspeicheldrüse**. Auslöser ist in 70 bis 80 Prozent der Fälle regelmäßiger Alkoholkonsum. Dabei reagieren Menschen unterschiedlich empfindlich auf das Genussgift: Manchmal genügen schon geringe Alkoholmengen für eine chronische Entzündung der Bauchspeicheldrüse.

Die Erkrankung beginnt oft schleichend mit leichten bis mäßigen Beschwerden. Gürtelförmige Oberbauchschmerzen sind - wie bei der akuten Bauchspeicheldrüsenentzündung - ein typisches Symptom. Oft reten sie nach dem Essen auf. Weitere häufige Anzeichen einer chronischen Pankreatitis sind zum Beispiel Gewichtsverlust, Verdauungsbeschwerden, Übelkeit, Erbrechen sowie ein fettglänzender, übelriechender Stuhl (Fettstuhl).

Mehr über Ursachen, Symptome, Behandlung und Folgen einer chronisch entzündeten Bauchspeicheldrüse erfahren Sie unter Chronische Pankreatitis.

Akute Pankreatitis: Untersuchungen und Diagnose

Wenn Sie mögliche Anzeichen einer (akuten) Pankreatitis entwickeln, sollten Sie zum Hausarzt oder direkt zu einem Facharzt für Innere Medizin und Gastroenterologie gehen. Treten die Beschwerden außerhalb der Sprechzeiten auf, ist es ratsam, ein Krankenhaus aufzusuchen. Vor allem bei starken Beschwerden sollten Sie nicht zögern, sich ärztliche Hilfe zu holen! Vor allem eine akute Pankreatitis kann nicht nur sehr schmerzhaft, sondern unter Umständen auch lebensgefährlich sein.

Erhebung der Krankengeschichte

Zuerst befragt Sie der Arzt genau zu Ihren Beschwerden. Auch nach möglichen Auslösern einer Bauchspeicheldrüsenentzündung wird er sich erkundigen. Typische Fragen bei diesem Anamnese-Gespräch sind:

- Haben Sie Fieber oder ist Ihnen übel?
- Sind die Beschwerden plötzlich aufgetreten? Oder treten Sie zu bestimmten Gelegenheiten auf?
- Sind bei Ihnen Gallensteine bekannt?
- Haben Sie Medikamente eingenommen und, wenn ja, welche?
- Haben Sie vor dem Auftreten der Beschwerden viel Alkohol getrunken oder trinken sie regelmäßig Alkohol?
- Hat eine Blutuntersuchung bei Ihnen erhöhte Blutfett- oder Kalziumwerte ergeben?
- Glänzt ihr Stuhl fettig?

Körperliche Untersuchung

Nach dem Gespräch folgt eine körperliche Untersuchung. Der Arzt wird Sie bitten, den Bauch frei zu machen. So kann der Arzt prüfen, ob Sie einen elastischen und prall gespannten „Gummibauch“

haben - ein häufiges Anzeichen für eine akute Pankreatitis. Außerdem ist der Bauch dann oft sehr schmerzempfindlich. Die Patienten winkeln deshalb oft ihre Beine an, um so den Schmerz etwas zu lindern.

Bei der körperlichen Untersuchung achtet der Arzt zudem auf Blutergüsse in den seitlichen Flanken und um den Bauchnabel herum und überprüft, ob sich das Weiße der Augen und die Haut gelb verfärbt haben.

Blutuntersuchungen

Bestimmte Blutwerte helfen, eine (akute) Bauchspeicheldrüsenentzündung auszuschließen oder zu bestätigen: So sind bei einer Pankreatitis im Blut erhöhte Werte der Bauchspeicheldrüsenenzyme Lipase **und Alpha-Amylase** nachweisbar. Erhöhte Enzymwerte können aber auch andere Ursachen haben, sind also kein Beweis für eine Bauchspeicheldrüsenentzündung.

Weitere Blutwerte, die bei Verdacht auf eine Pankreatitis ermittelt werden, sind **Blutzucker**, **Nieren- und Leberwerte**. Auch der **Kalzium-Spiegel** wird gemessen: Erhöhte Kalziumwerte können die Ursache einer akuten Bauchspeicheldrüsenentzündung sein.

Erhöhte Werte für **Gamma-GT** und **alkalische Phosphatase** (AP) können auf einen Gallenstau hinweisen.

Des Weiteren kann der Arzt die **Entzündungswerte** messen wie das C-reaktive Protein (CRP). Ist es erhöht, spricht das allgemein für eine Entzündung im Körper. Außerdem eignet sich der CRP-Wert zur Verlaufskontrolle einer akuten Pankreatitis.

Bildgebende Verfahren

Um eine Bauchspeicheldrüsenentzündung sicher diagnostizieren zu können, muss der Arzt den Bauchraum mit einem bildgebenden Verfahren untersuchen. Die einfachste und schnellste Methode ist eine **Ultraschall-Untersuchung** (Sonografie). Damit lassen sich oft Gallensteine erkennen, die am häufigsten der Grund einer akuten Bauchspeicheldrüsenentzündung sind. Außerdem kann der Arzt im Ultraschall das Ausmaß der Entzündung beurteilen und krankheitsbedingte Veränderungen entdecken. Das kann etwa eine Schwellung des Pankreas, abgestorbenes Gewebe sowie Wasseransammlungen in Bauch und Lunge sein.

Ist der Ultraschall-Befund nicht eindeutig, kann eine **Kernspintomografie** (Magnetresonanztomografie, MRT) oder eine **Computertomografie** (CT) Klarheit bringen. Beide Verfahren liefern sehr detaillierte Bilder des untersuchten Gewebes. Sie kommen auch bei einer schwer verlaufenden Pankreatitis zum Einsatz.

Mittels einer **Röntgenuntersuchung** kann der Arzt die Funktion von Lunge und Darm überprüfen. Wasseransammlungen zwischen Lunge und Brustwand sowie im Bauchraum lassen sich auf dem Röntgenbild gut erkennen. Ebenfalls sichtbar werden eventuelle Luftblasen in einem gelähmten Darm.

Endoskopische Untersuchung

Beim Verdacht auf verschlossene Gallenwege durch Gallensteine oder einen Tumor im Bereich der Gallenwege, kann der Arzt eine Gallenspiegelung durchführen: Genauer gesagt handelt es sich um eine Spiegelung der Bauchspeicheldrüsen- und Gallengäne sowie der Gallenblase. Der medizinische Fachausdruck für diese endoskopische Untersuchung lautet **endoskopische retrograde Cholangio-Pankreatikografie** (ERCP).

Mittels ERCP lassen sich entdeckte Gallensteine meist auch gleich entfernen.

Stuhluntersuchung

Besteht der Verdacht auf eine chronisch verlaufende Bauchspeicheldrüsenentzündung, kann der Arzt eine Stuhlprobe des Patienten zur Analyse ins Labor schicken. Dort wird der Gehalt des Bauchspeicheldrüsenenzyms Elastase gemessen, das normalerweise unverändert mit dem Stuhl ausgeschieden wird. Bei einer Gewebeschädigung (etwa infolge einer chronischen Pankreatitis) gelangt weniger Elastase in den Dünndarm und in den Stuhl. Dann ist also die Elastasekonzentration im Kot ungewöhnlich niedrig.

Da cinige Erkrankungen ähnliche Symptome wie eine Bauchspeicheldrüsenentzündung hervorrufen können, muss der Arzt diese im Rahmen der Diagnostik ausschließen. Zu diesen Krankheiten gehören zum

Beispiel Herzinfarkt, Blinddarmentzündung, **Gallen- und Nierenkolik,** Eileiterschwangerschaft **sowie** Lungenembolie.

Mehr zu den Untersuchungen lesen

Informieren Sie sich hier, welche Untersuchungen bei dieser Erkrankung sinnvoll sein können:

Akute Pankreatitis: Behandlung

Eine akute Bauchspeicheldrüsenentzündung ist potenziell lebensbedrohlich. Patienten müssen daher im Krankenhaus behandelt werden, in schweren Fällen sogar auf der Intensivstation. Eine ausreichende Flüssigkeitszufuhr sowie eine angemessene Schmerztherapie sind wichtige Bausteine der Behandlung. Außerdem muss die Ernährung bei einer Bauchspeicheldrüsenentzündung angepasst werden. Unter Umständen

Pankreatitis – Flüssigkeitsgabe

Bei Patienten mit Bauchspeicheldrüsenentzündung dringt viel Flüssigkeit aus den Blutgefäßen in das Gewebe. Dadurch herrscht in den Blutgefäßen ein Flüssigkeitsmangel. Der Blutdruck sinkt, gegebenenfalls bis zum Kreislaufversagen durch einen Schock. Den Patienten erhalten deshalb ausreichend Flüssigkeit per Infusion. Mangelt es ihnen auch an Blutsalzen (Elektrolyten), werden diese ebenfalls mit der Infusion zugeführt.

Pankreatitis – Medikamente

Gegen die starken, oft krampfartigen Schmerzen helfen Schmerzmittel und krampflösende Medikamente. Bei einer schweren akuten Bauchspeicheldrüsenentzündung erhalten die Patienten oft auch Antibiotika: Damit will man eine bakterielle Infektion der entzündeten Bauchspeicheldrüse verhindern oder frühzeitig bekämpfen. Bei einer akuten Pankreatitis können sich in einigen Fällen Blutgerinnsel (Thrombosen) ausbilden, weshalb Ärzte vorsorglich das gerinnungshemmende Heparin spritzen.

Pankreatitis – Ernährung

Zur Entlastung der Bauchspeicheldrüse sollten Patienten einige Tage nichts essen. Das gilt besonders, wenn Übelkeit und Erbrechen auftreten. Vor allem bei einer schweren akuten Pankreatitis und Komplikationen werden die Betroffenen über Infusionen mit benötigten Nährstoffen versorgt (parenterale Ernährung). Manchmal wird später eine Dünndarmsonde gelegt: Dabei führt der Arzt vorsichtig einen dünnen Schlauch über Nase oder Mund des Patienten weiter durch die Speiseröhre und den Magen bis in den Dünndarm. Über diese Sonde können Nährstoffe direkt in den Darm geleitet werden.

Sobald der Patient wieder Nahrung zu sich nehmen darf, beginnt man mit einer leichten Schonkost (Zwieback, Reisschleim, Tee etc.). Fetthaltige Nahrung ist erst nach zwei bis drei Wochen wieder erlaubt und dann vorerst nur in kleinen Mengen. Alkohol ist tabu. Genauere Tipps zur Ernährung bei

Bauchspeicheldrüsenentzündung gibt der behandelnde Arzt. Er kann dem Patienten auch empfehlen, vorübergehend Enzympräparate einzunehmen, welche die Verdauung unterstützen.

Entfernung von Gallensteinen

Sind Gallensteine die Ursache der akuten Bauchspeicheldrüsenentzündung (biliäre Pankreatitis), werden diese meist endoskopisch mittels ERCP entfernt. Größere Steine werden zuerst mit Stoßwellen zerkleinert (Stoßwellentherapie).

Operation

Bei einer schweren akuten Bauchspeicheldrüsenentzündung ist manchmal eine Operation nötig. Vor allem wenn entzündungsbedingt viel Pankreasgewebe abgestorben ist (nekrotisierende Pankreatitis), muss man dieses herausschneiden.

Akute Pankreatitis: Verlauf und Prognose

Sofern keine Komplikationen auftreten, ist die Prognose bei einer akuten Bauchspeicheldrüsenentzündung meist gut. Bei richtiger Behandlung sind etwa 80 Prozent der Patienten nach ungefähr ein bis zwei Wochen wieder gesund. In rund 20 Prozent der Fälle entwickeln sich aber ernste Folgen. Der Heilungsprozess kann dann Wochen oder Monate dauern. Bei einer schweren akuten Bauchspeicheldrüsenentzündung sterben ungefähr 15 Prozent der Betroffenen.

Gradmesser Ranson-Score

Um die Prognose bei akuter Pankreatitis im Einzelfall besser abschätzen zu können, verwenden Mediziner die sogenannte Ranson-Score. Es werden dabei verschiedene klinische Parameter und Laborwerte innerhalb der ersten 48 Stunden, nachdem der Patient in die Klinik eingewiesen wurde, beurteilt:

Bei Aufnahme ins Krankenhaus		
Alter	> 55 Jahre	1 Punkt
Weiße Blutkörperchen (Leukozyten)	> 16000 pro mm^3	1 Punkt
Laktatdehydrogenase (LDH)	> 350 U/Liter	1 Punkt
Aspartat-Aminotransferase (ASAT)	> 250 U/Liter	1 Punkt
Glukose	> 11,1 Millimol pro Liter oder > 200 Milligramm pro Deziliter	1 Punkt
48 Stunden nach Aufnahme ins Krankenhaus		

Hämatokrit-Abfall	> zehn Prozent	1 Punkt
Harnstoff Anstieg	> 1,8 Millimol pro Liter	1 Punkt
Kalziumwert im Serum	< 2 Millimol pro Liter	1 Punkt
Arterieller Sauerstoffpartialdruck	< 60 mm Hg	1 Punkt
Basendefizit im Blut	> 4 mEql	1 Punkt
Flüssigkeitsverlust aus dem Gefäßsystem in das Gewebe	> 6 Liter in 48 Stunden	1 Punkt

Für jedes zutreffende Kriterium wird im Ranson-Score ein Punkt vergeben. Je höher der Punktwert, desto größer ist die Gefahr, dass die akute Pankreatitis tödlich endet (**Mortalitätsprognose**).

Mögliche Komplikationen

Wird die akute Pankreatitis nicht behandelt, kann sie Komplikationen überall im Körper verursachen:

Volumenmangelschock (hypovolämischer Schock): Die Blutgefäße werden als Folge der Entzündung durchlässiger. Wenn in der Folge zu viel Flüssigkeit ins umliegende

Gewebe austritt, ensteht ein gefährlicher Volumenmangel im Gefäßsystem - der Blutdruck kann so stark abfallen, dass die Organe nicht mehr ausreichend mit Sauerstoff versorgt werden können. Es resultiert ein hypovolämischer Schock.

Darmlähmung: Jede Entzündung im Brauchraum kann die normalen Darmbewegungen stören. Diese können sogar ganz zum Erliegen kommen, sodass der Nahrungsbrei nicht mehr weitertransportiert werden kann. Dann liegt eine lebensbedrohliche Darmlähmung (paralytischer Darmverschluss) vor! Mögliche Anzeichen sind starke Schmerzen und Blähungen. Im Extremfall erbricht der Patient Stuhl. Ein Darmverschluss muss immer schnellstens behandelt werden!

Pankreaspseudozysten: Nach dem Abklingen einer akuten Pankreatitis können sich in der Bauchspeicheldrüse flüssigkeitsgefüllte Hohlräume bilden, die von Kollagenfasern und Wundheilungsgewebe umgeben sind. Sie werden Pankreaspseudozysten genannt. Oft bleiben sie klein, lösen keine Symptome aus und bilden sich innerhalb einiger Wochen von allein zurück. Manchmal verursachen sie aber auch Beschwerden wie Magenverstimmung oder Völlegefühl. Zudem besteht bei größeren Pseudozysten die Gefahr, dass sie reißen und zu bluten beginnen oder sich infizieren und einen Abszess bilden. Damit das nicht passiert, werden die Flüssigkeit in größeren Pseudozysten über eine Hohlnadel von außen abgesaugt werden (Drainage). Manchmal ist auch eine Operation nötig.

Nekrotisierende infektiöse Pankreatitis: Selten entwickelt sich eine akute Bauchspeicheldrüsenentzündung zu einer nekrotisierenden infektiösen Pankreatitis. Das heißt: Entzündungsbedingt stirbt Drüsengewebe ab (Nekrose), und das tote Gewebe infiziert sich mit Bakterien. Diese gefährliche Komplikation kann zu einem sogenannten SIRS **(systematic inflammatory response syndrome)** führen: Es ist durch eine Ausbreitung der Entzündung auf den ganzen Körper gekennzeichnet. Mögliche Anzeichen dafür sind hohes Fieber (manchmal aber auch eine erniedrigte Temperatur), schneller Puls und schnelle Atmung. Es besteht die Gefahr, dass Organe versagen!

Akute Bauchspeicheldrüsenentzündung: Vorbeugung

Betroffenen kommt es zwar meist so vor, als sei die akute Bauchspeicheldrüsenentzündung aus dem Nichts gekommen. Tatsächlich aber bahnt sich eine solche Erkrankung oft lange durch einen entsprechenden Lebensstil an. Um eine akute Pankreatitis zu verhindern, sollten Sie deshalb:

- fettarm essen
- keinen oder nur wenig Alkohol trinken
- Krankheiten wie erhöhte Blutfettwerte oder eine Überfunktion der Nebenschilddrüsen behandeln lassen

Vor allem Menschen, die schon einmal eine akute **Bauchspeicheldrüsenentzündung** hatten, sollten diese Tipps beherzigen!

Weiterführende Informationen

Leitlinien:

- Leitlinie "Chronische Pankreatitis: Definition, Ätiologie, Diagnostik und konservative, interventionell endoskopische und operative Therapie der chronischen Pankreatitis" der Deutschen Gesellschaft für Verdauungs- und Stoffwechselkrankheiten (2012)

Selbsthilfe:

- Arbeitskreis der Pankreatektomierten e.V.: https://www.bauchspeicheldruese-pankreas-selbsthilfe.de/

VII. Lichtdrüse:

Bauchspeicheldrüse – Pankreas[7]

Das Pankreas ist das Organ der Selbstliebe und damit eine wichtige Lichtdrüse. Es liegt direkt hinter dem Magen und produziert unter anderem Verdauungssäfte, die dem Gemütszustand des Menschen entsprechen. Am besten für den Menschen wäre es, wenn diese Säfte Liebessäfte wären, die dann in den 12-Fingerdarm abgegeben werden. Sie können nur so viel Liebe enthalten, wie der Mensch sich selber liebt. Der 12-Fingerdarm entspricht dem Gedanken Gottes, der den Menschen auffordert, alles in seine Hände zu legen, damit alles gut ist. Wenn der Mensch dies nicht macht und Dinge zu lange liegen lässt (vor allem gedankliche Nahrung, Gefühle und auch materielle Nahrung), kann es passieren, dass das Pankreas beginnt sich selbst zu verdauen. Mit Hilfe des Pankreas als ICH-Drüse kann der Mensch ungeahnte Gefühle und Gedanken verdauen. Das Pankreas, als Geschwisterorgan der Milz, die die Emotionen Sorgen und Kummer trägt, ist ein „Konfliktorgan". In seinem Auftrag, Dinge nach Außen abzugeben, ist es auch dafür verantwortlich, wie lange der Mensch in seiner Verletzlichkeit bleibt. Der Mensch sollte letztlich alles abgeben, was der Selbstliebe nicht entspricht. Wo keine Selbstliebe ist, ist Zerstörung und als Folge verdaut sich das Pankreas selbst.

---

[7] Vgl. https://spirituellephoenixmedizin.net/wissensdatenbank/b/bauchspeicheldruese-pankreas/

VIII. Pankreopathie:[8]

Fachinfo: Pankreas, Erkrankung = Pankreopathie

Psychosomatische Bedeutung

In der Bauchspeicheldrüse sitzen die Möglichkeiten, **die Süße des Lebens annehmen und verdauen zu können.**

Erhöht sich der Blutzucker, haben wir Sehnsucht nach all dem, was gewesen sein könnte, hätten wir es zugelassen. Dann sind wir tief bekümmert, dass nun nichts mehr süß sei. Halten wir unsere Diät nicht ein, dann können wir so gar nicht akzeptieren, was nun Gegenwart ist. Geraten wir in Unterzucker, scheint uns das ganze Leben irgendwie sinnlos, wir sind überwältigt durch seine Last. Dann denken wir: ‚Was soll's?!' Wir haben einfach zu wenig süße Gedanken, Gelegenheiten und Situationen.

Entgleist die Leistung der Drüse, sind wir **enttäuscht, ablehnend oder wütend,** scheint keine Süße mehr in uns selbst und allem Anderen zu sein und wir können das Leben nicht mehr verdauen

Neues Denken und Fühlen

Das Leben schmeckt mir süß.

Ich kann fast spielerisch alle meine Aufgaben wahrnehmen.

Ich weiß, wo ich bin, und kann immer für mich einstehen.

---

[8] Vgl. https://www.gesundes-bewusstsein.de/?cat=14

Ich bin heiter und gelassen.

Ich kann lachen und mich freuen.

Ich kann mich akzeptieren, so wie ich bin.

Ich bin immer gut genug.

IX. Gründe:

Bauchspeicheldrüsenentzündung[9]

Seelisch-geistige Gründe

Bauchspeicheldrüse allgemein: Wahrscheinlicher Grund: Steht für Süße des Lebens. Neues Gedankenmuster: Mein Leben ist süß!

Bauchspeicheldrüsenentzündung:
Wahrscheinlicher Grund: Ablehnung. Wut und Ent[t]äuschung, weil das Leben seine süße Seite verloren zu haben scheint. Neues Gedankenmuster: Ich liebe und akzeptiere mich, und ich allein bin es, der Süße und Freude in meinem Leben erzeugt!

9 Vgl. http://nhk24.de/bauchspeicheldruesenentzuendung/seelisch-geistige-gruende.html

X. Lebensstil:

Welcher Lebensstil die Bauchspeicheldrüse schützt - und was sie zerstört[10]

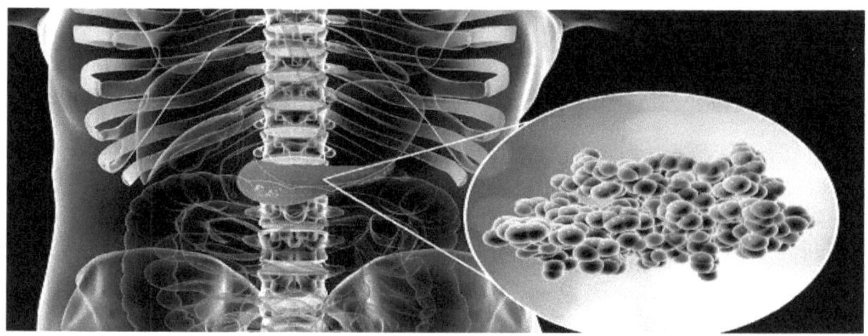

Erkrankungen der Bauchspeicheldrüse unterschätzen viele, dabei können sie tödlich sein. FOCUS Online erklärt, wie Sie das lebenswichtige Organ schützen und welche Anzeichen auf eine Erkrankung hindeuten können.

Die Leber gilt als unersetzliches Entgiftungsorgan. Wofür die Bauchspeicheldrüse wichtig ist, wissen dagegen vermutlich viel weniger Menschen. Dabei arbeitet die Drüse rund um die Uhr und erfüllt wertvolle Funktionen, sie bildet:

1. bis zu drei Liter Verdauungssekret mit zahlreichen Enzymen, die die Nahrung aufspalten,
2. Bikarbonat, um die Salzsäure, die der Nahrung im Magen zugesetzt wird, auf dem weiteren Weg durch die Verdauungsorgane zu neutralisieren,

---

[10] Vgl. https://www.focus.de/gesundheit/ratgeber/krebs/bauchspeicheldruesenkrebs-und-entzuendung-nehmen-zu-bauchspeicheldruese-was-ihr-guttut-und-was-ihr-schadet_id_10834922.html

3. die Hormone Insulin und Glukagon für den Zuckerstoffwechsel.

„Vor allem die Blutzuckerregulation ist unter diesen Funktionen lebenswichtig", betont Hana Algül, Direktor des Krebszentrums am Klinikum Rechts der Isar in München. Es ist eines von wenigen von der Deutschen Krebshilfe ausgezeichneten onkologischen Spitzenzentren.

Schwere Bauchspeicheldrüsenentzündungen treten häufiger auf

Doch bei immer weniger Menschen funktioniert die Drüse reibungslos. „Erkrankungen der Bauchspeicheldrüse nehmen zu", stellt der Gastroenterologe klar. Das betreffe alle drei Hauptererkrankungen der Bauchspeicheldrüse:

- Bauchspeicheldrüsenentzündung
- Diabetes
- Bauchspeicheldrüsenkrebs

Sowohl die akute als auch die **chronische Bauchspeicheldrüsenentzündung** (Pankreatitis) tritt heute häufiger auf als noch vor zehn Jahren. „Innerhalb der Erkrankungen der Verdauungsorgane rangieren sie damit auf Platz drei", berichtet der Professor. „Zehn bis 15 Prozent der Betroffenen entwickeln sogar eine schwere Pankreatitis. Das ist heute auffällig häufiger als früher, und die Wahrscheinlichkeit, daran zu sterben, liegt bei 30 bis 40 Prozent", warnt der Experte. Ursache für die Zunahme ist vor allem hoher Alkoholkonsum – besonders Trinken bis zur Besinnungslosigkeit.

Diabetes betrifft derzeit rund acht Millionen Menschen in Deutschland. Grund für das deutliche Wachstum der Patientenzahlen in den letzten Jahren sind Bewegungsmangel und falsche Ernährung mit Übergewicht.

Spannend, aber gerade keine Zeit?

Bauchspeicheldrüsenkrebs führt meist zum Tod

Auch **Bauchspeicheldrüsenkrebs** (Pankreaskarzinom) nimmt besonders deutlich zu. Zwar rangiert diese Krebsart aktuell „nur" auf Platz neun der häufigsten Krebserkrankungen. „Geht es jedoch um die krebsassoziierte Sterblichkeit, wird das Pankreaskarzinom in schon zehn Jahren die zweithäufigste Krebsart nach dem Lungenkarzinom sein", berichtet der Spezialist für Krebserkrankungen des Magen-Darm-Trakts.

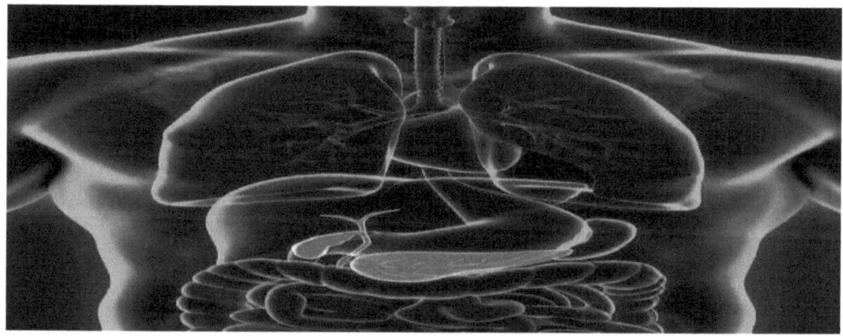

Denn Bauchspeicheldrüsenkrebs ist sehr schwer behandelbar und führt meist zum Tod – ganz im Gegenteil zum zwar häufig diagnostizierten, aber oft gut behandelbaren Darm- und Brustkrebs. Die Gründe für die Zunahme von Pankreaskarzinomen sind nicht klar. Es kann keine alleinige Erklärung sein, dass es mehr Fälle von entzündlichen Erkrankungen der Bauchspeicheldrüse gibt – und sich aus langjähriger und chronischer Entzündung Krebs entwickeln kann. Ein besonderes Augenmerk legen Mediziner in den letzten Jahren auf genetische Grundlagen.

Anzeichen für Erkrankungen werden oft falsch interpretiert

Die frühen Anzeichen für die häufigste Bauchspeicheldrüsenstörung, Diabetes, sind bekannt: vermehrter Durst, vermehrtes Wasserlassen, Sehstörungen. Mit einfachen Bluttests lässt sich dann rasch erkennen, ob Diabetes vorliegt, und die entsprechende Behandlung der chronischen Krankheit einleiten.

Die beiden anderen Bauchspeicheldrüsenerkrankungen – Pankreatitis und Pankreaskarzinom – äußern sich durch eher unspezifische Schmerzen. „Weil das Organ tief im Bauchraum, hinter dem Magen und an der Wirbelsäule liegt, kommt es oft zu Rückenschmerzen“, berichtet Hana Algül. Die Symptome lassen sich dann leicht mit Bandscheibenproblemen oder ähnlichem verwechseln. Gleichermaßen können Schmerzen auftreten, die fälschlicherweise dem Magen zugeschrieben werden.

Neben vermeintlichen Rücken- und Magenschmerzen gibt es jedoch ein Symptom, das typisch für Pankreatitis und Pankreaskarzinom ist: Die kranke Bauchspeicheldrüse drückt den Gallengang ab, der an ihr verläuft. Der Gallengangverschluss führt zu einer Gelbsucht mit Gelbfärbung der Augäpfel und der Haut.

Lebensstil bestimmt Gesundheit der Bauchspeicheldrüse

Insgesamt gibt es einen wichtigen Faktor, der weitgehend dafür verantwortlich ist, ob die Bauchspeicheldrüse erkrankt oder gesund bleibt. „Für alle drei Erkrankungen der Bauchspeicheldrüse spielt der Lebensstil häufig die entscheidende Rolle", erklärt der Experte. Dass Diabetes, Pankreatitis und Pankreaskarzinom zunehmen, sei der Tribut an den Lebenswandel, den viele von uns führen.

Diese vier Faktoren machen die Bauchspeicheldrüse krank

Dieser pankreasfeindliche Lebensstil ist gekennzeichnet durch vier ungesunde Verhaltensweisen:

1. Bewegungsmangel
2. Übergewicht
3. Alkoholkonsum
4. Rauchen

„Das sind die vier wichtigsten Risikofaktoren aller Bauchspeicheldrüsenerkrankungen", fasst der Gastroenterologe zusammen. Auch Stress wird als Risikofaktor diskutiert, doch dazu gibt es noch keine aussagekräftigen Studien. Allerdings ist anzunehmen, dass Stresshormone die Bauchspeicheldrüse schädigen können.

Nicht zuletzt gibt es auch eine genetische Veranlagung für Erkrankungen der Bauchspeicheldrüse.

Warum Alkohol und Rauchen die Bauchspeicheldrüse schädigen

Wie Übergewicht und Bewegungsmangel die Bauchspeicheldrüse belasten, ist – ausgenommen bei Diabetes – noch nicht genau erforscht. Assoziationsstudien und epidemiologische Analysen legen jedoch nahe, dass beide Faktoren zu Bauchspeicheldrüsenerkrankungen führen könnten.

Belegt ist, wie Alkohol die Bauchspeicheldrüse schädigt. Das Nervengift wird nämlich nicht nur in der Leber verstoffwechselt und kann dort zu Fettleber und Zirrhose führen. Ein ähnlicher Stoffwechselprozess läuft auch in der Bauchspeicheldrüse ab, deshalb belastet Alkohol dieses Organ ähnlich massiv wie die Leber.

Interessantes Detail: „Wer viel und regelmäßig Alkohol trinkt, bekommt entweder eine Leberzirrhose oder eine Pankreatitis – warum das so ist, wissen wir aber noch nicht genau", berichtet der Algül.

Vom Rauchen ist bekannt, dass Nikotinanteile eine Entzündung in der Bauchspeicheldrüse auslösen können. Das sei aus experimentellen Untersuchungen eindeutig erwiesen. Weil aus langjährigen Entzündungen oft Krebs entsteht, kann Rauchen deshalb auch als hoher Risikofaktor für das Pankreaskarzinom gewertet werden.

Sorgen Sie jetzt für den Ernstfall vor

Sechs einfache Regeln für eine gesunde Bauchspeicheldrüse

Alle diese Risikofaktoren können Sie selbst beeinflussen und sogar ganz ausschalten:

1. Vor allem um Diabetes vorzubeugen, essen Sie ballaststoffreich, reduzieren Sie Kohlenhydrate sowie Fett.
2. Vermeiden Sie Übergewicht.
3. Bewegen Sie sich häufig. Bauen Sie Bewegung in den Alltag ein, machen Sie mindestens zweimal pro Woche Sport.
4. Ganz besonders profitiert die Bauchspeicheldrüse von Alkoholverzicht. Versuchen Sie deshalb, den Alkoholkonsum wenigstens einzuschränken und vermeiden Sie exzessives Trinken, das wie ein K.o.-Schlag (nicht nur) für die Bauchspeicheldrüse ist.
5. Falls Sie Gallensteine haben – lassen Sie Ihren Zustand per Ultraschall kontrollieren. Wenn ein Gallenstein verrutscht, kann sich der Gallengang verschießen. „Weil Gallengang und Pankreasgang am Zwölffingerdarm münden, kann es damit auch zu einem Stau im Pankreasgang kommen, was wiederum zu einer Pankreatitis führen kann“, warnt der Experte. Allgemein gilt, wenn Gallensteine Probleme machen – Entzündungen, Koliken – sollte die Gallenblase entfernt werden.
6. Hören Sie mit dem Rauchen auf oder fangen Sie erst gar nicht an.

Neue Option bei genetisch bedingten Pankreaskrankheiten

Doch wie sieht das mit dem einzigen nicht beeinflussbaren Risikofaktor aus, der genetischen Vorbelastung? Vom Pankreaskarzinom ist bekannt, dass bestimmte Formen erblich sind. Für erblich Belastete ist besonders wichtig, gesund zu leben, weil sich damit das Risiko zu erkranken auch bei genetischer Vorbelastung senken lässt.

Außerdem wichtig für diese Gruppe: „Wir können bei Patienten mit Pankreaskarzinom heute bereits genetische Testreihen durchführen, um ein Risiko für die Nachkommen zu evaluieren", berichtet der Onkologe. Diese Tests werden bislang nur an Spezialzentren in Kliniken durchgeführt, sollen aber zur Routine werden. Das ist wichtig angesichts der steigenden Fallzahlen, wobei die Patienten immer jünger werden. Früher war das Pankreaskarzinom eher ein Krebs des Alters - der jüngste Patient des Professors ist aktuell erst 33 Jahre alt.

XI. Bauchgehirn:

Das Magen Darm System aus spiritueller Sichtweise[11]

In diesem Artikel erfahren Sie neben einer kurzen Schilderung der körperlichen Anteile des **Verdauungssystems**, welche Krankheiten in diesem Bereich auftreten können, welchen Wert alternative Methoden zur Heilung darstellen und wie fatal sich eine antibiotische Behandlung auswirken kann. Auch wird dargelegt, wie sich psychische Probleme auf den **Magen Darm** Bereich auswirken können und wie unser **Bauchgehirn** funktioniert.

Bedeutung des Magen-Darmsystems

Die Funktion unseres **Magen-Darmtraktes** besteht in der Verarbeitung und Verwertung der aufgenommenen Nahrung und der Resorption der Nährstoffe durch die Schleimhaut des Verdauungstraktes. Nur so können die Nährstoffe unseren Körperzellen zur Verfügung gestellt werden, wobei das Kreislaufsystem die Transportfunktion übernimmt. Das **Magen-Darmsystem** erstreckt sich im Grunde vom Mund bis zum Anus.

Aufbau des Magen Darm Systems

Bereits im Mund beginnt die Verdauung durch das Zerkleinern der Nahrung mit den Zähnen und unter Zuhilfenahme des Speichels. Der Speichel enthält schon ein Enzym, welches die Kohlenhydratverdauung einleitet.
Der Magen dient zum einen als ein Speicher- und Durchmischungs-

[11] Vgl. https://spirituell-leben.org/magen-darm-system-spirituelle-sichtweise/

Organ für die aufgenommene Nahrung. Die im Magensaft enthaltene Salzsäure dient andererseits zur Abtötung aufgenommener Erreger. Auch wird hier die Verdauung der Eiweiße in Gang gebracht. Letztendlich spielt der Magen auch eine wichtige Rolle bei der Aufnahme von Vitamin B12 in unseren Körper.

Der **Dünndarm** gliedert sich in drei verschiedene Abschnitte. Der erste Abschnitt ist der **Zwölffingerdarm**, in welchen sowohl die Gallenflüssigkeiten als auch die Verdauungsenzyme der Bauchspeicheldrüse einmünden. Der Zwölffingerdarm, das Duodenum, befindet sich im Anschluss an den Magenausgang, den Pförtner oder Pylorus. Der gesamten Dünndarm ist der Ort, wo die Zerlegung und Assimilation, also die Aufnahme der Nahrung stattfindet. Hier wird die Nahrung weiter verdaut und Nahrungsbestandteile, wie Aminosäuren, Glukose, Fette und Wasser werden über die Darmschleimhaut resorbiert. Der **Dickdarm** hat schließlich die Aufgabe, Wasser und Elektrolyte zu resorbieren, also dem Körper wieder zur Verfügung zu stellen. Dabei wird auch der gesamte Darminhalt zur Stuhlbildung eingedickt.

Darmflora und Antibiose

Haben wir Probleme im Magen-Darmsystem, so können diese eine Ursache für viele schwere Erkrankungen darstellen. 80% der Abwehrzellen unseres Körpers werden hier gebildet. Die Bedeutung des Magen-Darmtraktes für die Abwehrfunktion wurde von der herkömmlichen Medizin erst in den letzten Jahren so richtig erkannt.

Auch die immense Bedeutung der Darmflora, also die Gesamtheit der dort angesiedelten Bakterien und anderer Mikroorganismen, wird in Medizinerkreisen erst in letzter Zeit weitergehend erfasst. Im gesunden Darm existiert eine symbiotische Beziehung zwischen den Darmzellen und den angesiedelten Mikroorganismen. Diese fruchtbare Zusammenarbeit und auch gegenseitige Abhängigkeit ist für ein optimales Funktionieren unseres Verdauungssystems unerlässlich. Trotz besseren Wissens könnte man sagen, wird in der Schulmedizin immer noch so zahlreich, massiv und oft unnötig antibiotisch therapiert. Dabei nimmt man den zerstörerischen Effekt der Antibiotika auf unsere Darmflora und unser gesamtes Immunsystem leider billigend in Kauf.

Probiotika und Präbiotika

Für Menschen, die sich bereits einer antibiotischen Therapie unterzogen haben, gibt es jedoch auch Unterstützung. So können mithilfe sogenannter Probiotika die leer gewordenen Plätze auf der Darmoberfläche mit “hilfreichen” Bakterien besiedelt werden. Gerade nach einer Behandlung durch Antibiotika kann mit der Einnahme von Probiotika die Ansiedlung weiterer, schädlicher Mikroorganismen verhindert werden. Präbiotika sind Nahrungsmittel und Präparate, welche die noch bestehenden, gutartigen Bakterienstämme unterstützen. Die Gesundheit unserer Darmflora kann dauerhaft nur dann erhalten bleiben, wenn unsere Ernährung hochwertig ist und genügend Präbiotika enthält.

Krankheiten des Magen-Darmtraktes

„Der Tod sitzt im Darm"

Hippokr[a]tes, griechischer Arzt des Altertums

Es gibt viele spezielle Krankheitsbilder in unserem Magen-Darmsystem. Hierzu gehören die Magenschleimhautentzündungen, das Magenulkus beziehungsweise Magengeschwür, Magenkrebs, Reizdarm, Colitis ulcerosa oder Morbus Crohn. Dazu kommt heutzutage auch eine Fülle von Krankheitsbildern, die erst in zweiter Instanz, Magen-Darm-Probleme verursachen. Zu den Verursachern gehören auch unzählige chemische Arzneien.

Zöliakie und das Leaky-Gut-Syndrom

Bei der heutzutage auch vermehrt auftretenden **Zöliakie** kann der Patient das Gluten, den sogenannten Weizenkleber, nicht verdauen. Inzwischen weiß man, dass dieses Weizeneiweiß auch einen negativen Effekt auf unser Gehirn ausüben kann. Daher wird auch einem gesunden Menschen empfohlen, sich mit Gluten-haltigen Nahrungsmitteln eher zurückzuhalten.

Auch das sogenannte **Leaky-Gut-Syndrom** ist heute in vieler Munde. Hier wird der Darm ganz löcherig, was verheerende Folgen für das ganze Verdauungssystem und die Immunabwehr haben kann.

Colitis ulcerosa und Reizdarmsyndrom

Die *Colitis ulcerosa* ist eine Entzündung des Darmes. Es handelt sich hier um ein autoaggressives Geschehen. Im übertragenen Sinne geht es dabei um einen sehr bedrohlichen Kampf, beinahe um „Krieg bis aufs Blut". Ein **Reizdarmsyndrom** ist hingegen weniger bedrohlich, dafür jedoch äußerst nervenaufreibend, vor allem wenn es ein Leben lang besteht.

Magen-Darmerkrankungen und Psychosomatik

Viele der Erkrankungen des Magen-Darmtraktes zählen zum sogenannten psychosomatischen Formenkreis. Das deutet auf einen erheblichen Einfluss seelischer und psychischer Probleme auf das „Soma", also unseren Körper hin. Wenn wir etwas nicht verdauen können, so liegt es uns schwer im Magen. Wir sagen auch: „etwas schlägt uns auf den Magen". Der Mensch muss neben der Nahrung ja auch Gedanken, Ideen, Probleme und Herausforderungen, Emotionen und Gefühle „verdauen". Krankheiten im Magen Darm System sind oftmals eine Folge von Überlastung, Sorgen und Dauerstress. Betroffene sind meist Menschen, die das Gefühl haben, alles alleine machen zu müssen. Sie fühlen sich im Grunde sehr einsam und sind oft nicht in der Lage, ihre eigentlichen Wünsche zu äußern. Geborgenheit, aber auch Zuspruch oder Aufmerksamkeit versuchen sie in erster Linie durch ihre Leistung zu erlangen.

Der paradiesische Zustand im Mutterleib

Solange wir noch im Mutterleib gelebt haben, war die Welt für die meisten von uns noch vollkommen in Ordnung. Hier war es wie im Schlaraffenland. Energetisch stell unser Nabel die Ur-Verbindung zu unserer Mutter dar. Der Mutterleib war ein gemütliches, wohlig warmes Nest, wo uns alles, was wir brauchten, ständig zur Verfügung stand. Hier konnten wir die Erfahrung von Einheit und Urvertrauen machen. Diese glückliche Erfahrung gilt jedoch nur für Kinder, die von ihrer Mutter auch erwünscht waren. Viele Menschen konnten aufgrund von äußeren Störungen und inneren Konflikten der Mutter ihr Heranwachsen im Mutterleib nicht so positiv erfahren. Bei ihnen stellten sich in der Folge dann auch oft vermehrt Probleme im Magen-Darmtrakt ein.

Das Stillen des Säuglings

Säuglinge fühlen sich geliebt und versorgt, wenn man ihre Bedürfnisse prompt erfüllt, wenn sie gestillt und gefüttert werden. Somit stellt das bedarfsgerechte Stillen einen idealen Einstieg ins Leben der Kinder dar. Viele Menschen, vor allem der älteren Generation, wurden noch im 4-Stunden-Takt gestillt. Meldete sich der Säugling zwischendurch, so ließ man ihn einfach schreien. Das konnte bei den Betroffenen ein tiefes Gefühl des verlassen-Seins und ungeliebt-Seins erzeugen, welches sie auch noch im Erwachsenenalter begleitete. Auf diese Weise können Krankheiten im Magen-Darmsystem, aber auch Essstörungen oder Suchtverhalten entstehen.

Das Samana in der ayurvedischen Heilkunst

Im Ayurveda werden fünf verschiedene Formen des **Vata** beschrieben. Vata bezeichnet hier Wind, Luft und Äther. **Samana** ist, dieser Lehre entsprechend, die dritte Luft in uns, mit Sitz im Magen. Sie wird auch als Verdauungsatem bezeichnet. In diesem Bereich ist auch unser Solarplexuschakra oder Manipura Chakra angesiedelt. Die Aufgabe von Samana ist, die Produktion der Magensäfte anzuregen und den Transport der Nahrung durch Magen und Dünndarm voranzutreiben. Eine weitere Bedeutung des Samana ist die Unterstützung bei der Aufschlüsselung der Nährstoffe und nachfolgender Umwandlung in Energie. Samana tätigt seine „Verdauungsarbeit" jedoch auch bei immateriellen Dingen. Das sind alle unsere Gefühle und sämtliche Eindrücke, die wir über unsere Sinnesorgane in uns aufnehmen. Die ayurvedische Medizin verordnet Arzneien und auch Diäten, die das Samana stärken können.

Probleme des Magens – wenn Emotionen unverdaut bleiben

Viele Menschen schlucken Emotionen, wie beispielsweise Zorn und Wut, ständig runter. Dadurch fühlt sich unser Verdauungssystem förmlich aufgefordert, diese Gefühle zu „verdauen". Der Magen tut dabei das, was er immer macht. Er schüttet Magensäure aus. Und weil die Magensäure hier keine materielle Substanz findet, stürzt sie sich auf die eigene Schleimhaut und verdaut schließlich diese. Das führt zu einem Ungleichgewicht zwischen den protektiven, also schützenden Eigenschaften des Magens in Form des Schleimes und der Magensäure. Die aggressive Magensäure ist, wie weiter

oben bereits erwähnt, zur Aufschlüsselung der Nahrung und zur Desinfektion notwendig. Wenn die Säure überwiegt, dann fängt sie jedoch an, den eigenen Magen zu verdauen. Und das kommt einem Akt der Selbstzerfleischung nahe und kann dann schließlich bis zu einem Magendurchbruch führen.
Einem Menschen mit Magenproblemen wird geraten, offensiver zu leben anstatt die Probleme ständig gegen sich selbst zu richten.

Probleme des Zwölffingerdarmes und des Dünndarmes

Eine chronische **Gastritis** kann in der Folge zu einem Magengeschwür oder auch einem **Zwölffingerdarmgeschwür** führen. Viele „Magenprobleme" sind in Wahrheit Zwölffingerdarmprobleme. Die meisten Blutungen im Magen-Darmtrakt stammen aus diesem Bereich. Wenn der Mensch da ein Geschwür hat, ist ihm auf seelischer Ebene eine ganz andere Aufgabe gegeben. Diese Menschen sind äußerst kritisch sich selbst gegenüber. Hier geht es darum, seine Selbstkritik anzuschauen.
Selbst bei schweren Erkrankungen im Bereich des gesamten Magen-Darmtraktes können alternative Behandlungsmethoden, nicht zuletzt die Homöopathie sehr erfolgreich sein.

Probleme des Dickdarmes

Der Dickdarm ist förmlich die Jauchegrube des Körpers, wo überflüssiges, überlebtes und abzusonderndes gelagert wird. In der Symbolik hat der Dickdarm jedoch mit Reichtum zu tun. Schon der Volksmund kennt offensichtlich die Verbindung von Dickdarm und

Besitz. Der „Dukaten-Esel“ aus dem Märchen oder auch Begriffe wie der „Geld-Scheißer“ sind Symbole, die auf diesen Zusammenhang hindeuten. Menschen, die unter Verstopfung leiden, haben oftmals die Neigung, nichts hergeben zu wollen. In der heutigen Zeit sind sehr viele Menschen vom Geld besessen. Sinnvoller wäre es, sein Geld dem natürlichen Fluss von Geben und Nehmen zu überlassen.

Auf der seelischen Ebene ist es sehr hilfreich, diese Zusammenhänge zu verstehen. Es gibt auch geführte Meditationen, mit welchen man in die ganze Verdauungsproblematik hineingehen und die tieferen Beziehungen erkennen kann.

Bauchgefühl und Bauchgehirn

Es ist auch äußerst wichtig, zu lernen, auf unseren Bauch zu hören. So können wir uns in ihn einfühlen und auf die eigenen Bedürfnisse achten. Gerade, wenn es in unserer frühen Kindheit zu einem Defizit an Liebe und Fürsorge gekommen ist, sind wir heute dazu aufgefordert, uns in Selbstliebe und Selbstannahme zu üben. Es geht auch darum, die weiche und verletzliche Seite in uns anzunehmen und uns die nötige Fürsorge selbst zu gewähren.

Auch bei schwierigen Entscheidungen, nachdem der Verstand schon alle Argumente abgewägt hat, trügen uns die auftauchenden Körpergefühle selten. Wir müssen nur auf die genauen Anzeichen achten. Auch hier können Achtsamkeitsübungen oder Meditationen sehr sinnvoll sein.

Das sogenannte enteritische Nervensystem mit hunderten Millionen von Nervenzellen im Bereich unserer Verdauungsorgane wird salopp auch als *Bauchgehirn* bezeichnet. Der Darm enthält mehr Nervenzellen als das Rückenmark. Hier werden sämtliche Verdauungsvorgänge unabhängig von unserem Gehirn gesteuert. Dieses System stellt die physiologische Verbindung zwischen unserer Psyche und dem Magen-Darmsystem dar. Hier fühlen wir die „Schmetterlinge im Bauch", wenn wir verliebt sind oder spüren eben, wie sich unsere Sorgen „auf den Magen schlagen".

Man weiß auch, dass das Bauchgehirn mit unserem Gehirn im Kopf kommunizieren kann. Vom Bauchgehirn werden Hunger- oder Sättigungsgefühle, Schmerzen oder Unwohlsein zum Gehirn nach oben vermittelt. Viele Informationen gelangen ganz unbewusst über den Vagusnerv, den 10ten Gehirnnerv, zu der Region, die als limbisches System bezeichnet wird. Letzteres ist der Bereich des Gehirns, welcher für die Emotionen zuständig ist. Über diese enge Verbindung zwischen Bauch und Gehirn ist es unserem Bauchgehirn durchaus möglich, auch unsere Emotionen zu beeinflussen. Ein Grund mehr, für ein gesundes Verdauungssystem in seinem Körper zu sorgen.

Alternative Behandlungsformen

Die ganzheitliche Medizin hat schon seit langem ihren Schwerpunkt auf den Bereich der Magen-Darm-Problematik gelegt. Was kann ich bei Problemen des Magen-Darm-Traktes selbst tun? Mit diesem Artikel soll dem Leser bestimmt nicht die alleinige Selbstbehandlung empfohlen werden. Natürlich ist bei ernsthaften Problemen der Gang zum Arzt ratsam, alleine schon wegen einer Diagnosestellung.

Doch können bei Beschwerden des Magen-Darmsystems alternative Methoden oftmals sehr hilfreich sein.

Auch hier kann die klassische Homöopathie die Therapie der Wahl darstellen. Dabei sollte die homöopathische Arznei von einem erfahrenen Homöopathen exakt auf das ganzheitliche Beschwerdebild des Patienten abgestimmt werden. Dies erfolgt sowohl unter Berücksichtigung seiner körperlichen Symptomatik als auch seines seelischen Leidens. So kann der Magen-Darmtrakt des Menschen von innen heraus vollkommen gesund werden.

Was können wir auf der körperlichen Ebene tun?

Auf der Körperebene kann man sehr viel mit einer geeigneten Ernährung ausrichten. Oft wird als Entlastung und Erholung für den Verdauungstrakt eine Fastenkur empfohlen. Das Fasten wird heutzutage sogar von manchen Schulmedizinern und selbst bei Krebserkrankungen zur Unterstützung des Heilungsverlaufes empfohlen. Es sollte jedoch nur unter fachgerechter Anleitung erfolgen.

Darüber hinaus ist es wichtig, dass wir uns nur gute Dinge als Nahrung zuführen. Dabei sollte man sich immer in seine Verdauungsorgane hineinfühlen. So kann man sich fragen, welche Nahrungsmittel der Körper wirklich braucht. Auf diese Weise können wir uns von so manchen alten Essensgewohnheiten verabschieden. Eine vollwertige, biologische, pflanzliche Kost ist da sicherlich am ehesten zu empfehlen. Andererseits ist es auch ratsam, bei Bedarf die nötigen Symbionten, also die fehlenden Mikroorganismen zu ersetzen. Zur Regenerierung der Darmflora oder auch des gesamten Mikrobioms, also der Gesamtheit aller Lebewesen, die den Menschen besiedeln, werden verschiedene Bakterienstämme empfohlen, die man sich von außen zuführen kann. Auch Enzymkuren, wie das sogenannte Rechtsregulat nach Dr. Niedermaier sollen dabei unterstützend wirken können.

XII. Bedeutung:

Spirituelle Bedeutung unserer Organe[12]

Die spirituelle Bedeutung unserer Organe kann uns helfen, die dahinterliegenden Prinzipien besser zu verstehen.

Die Organe unseres Körpers stehen symbolisch für bestimmte Qualitäten. Auch die Chakren, die feinstofflichen Energiezentren des Körpers, spielen dabei eine Rolle.

Gehirn, Nerven

Das Gehirn, unser Nervensystem, ist ein **Verbindungs-System**. Die Nerven verbinden das Bewusstsein mit unserem physischen Körper. Unsere gesamte Umwelt wird auf neuronaler Basis intern abgebildet. Energetisch spielt das Kronen-Chakra, die Verbindung zum Göttlichen und höherem Selbst eine wichtige Rolle.

Bedeutsam für spirituelle Erfahrungen ist insbesondere die **Zirbeldrüse**. Erleuchtung durch Meditation steht in enger Beziehung mit der Zirbeldrüse. Somit steht die Zirbeldrüse auch in Beziehung mit dem **Dritten-Auge**.

Auge

Das Auge ist Tor zur Seele. Es steht für Erkennen, Bewusstsein und ist die wichtigste Form der Wahrnehmung der illusionären Welt. Zwischen den Augen, auf der Stirn, befindet sich das **Dritte Auge**, es blickt nicht auf die physische Welt sondern auf die geistige. Es

[12] Vgl. https://www.astrolymp.de/spirituelle-bedeutung-unserer-organe/

ermöglicht Hellsicht und den Blick in die wahrscheinliche Zukunft der Möglichkeiten.

Kehlkopf

Das **Kehlkopf-Chakra** steht für Kommunikation und Mitteilung. Über die Sprache tauschen wir Symbole und Gedanken aus.

Herz

Das **Herz-Chakra** steht für Liebe, Leben, Wünsche und unsere magische Anziehungskraft. Das Herz lässt die Lebenskraft, die Energie der Seele (Blut) durch den Körper fliessen.

Wirbelsäule

Der Sitz der **Kundaline-Schlange**, der Lebenskraft, die unsere Chakren miteinander Verbindet. Der stärkste und kraftvollste Körperabschnitt. Die Wirbelsäule steht für unsere Willenskraft und Machtausübung.

Lunge

Die Lunge steht symbolische für den Energieaustausch mit der Umwelt.
Jedem Einatmen folgt das Ausatmen, dem Ausatmen folgt immer das Einatmen. Die Lunge repräsentiert auch die Zyklen des Lebens, Werden und Vergehen, Auf und Ab, allgemein die Polarität der Welt und unseres Körpers.

Bauchspeicheldrüse

Hiermit steht **Solarplexus-Chakra** in Beziehung. Hier sitzt unser **Bauchgefühl**, symbolisch die Bewertung von Dingen, Gefühle, Ängste, Hoffnungen. Als Organ steht die Bauchspeicheldrüse auch für unsere Verdauung, die Transformation von zugeführter Nahrung (insbesondere süssen und energiereicher Nahrung durch Insulin-Ausschüttung) in unser Ich.

Magen

Der Magen transformiert etwas von aussen Aufgenommenes in etwas Verdaubares. Er steht für Wachstum, Transformation und Verdauung. Wenn uns **auf den Magen schlägt**, stimmt die äußere Welt nicht mit unserer Erwartungshaltung überein und wir fühlen uns unwohl.

Darm

Verbindung des Wurzelchakra – hier befinden sich mehr Nervenzellen als in unserem Rückenmark. Der Darm steht für Polarität, die Trennung von Gut und Böse, dem Verdaulichem und Unverdaulichem.

Leber

Entgiftung und Heilung. Sie reinigt das Blut und befreit es von Unreinheiten und Giften.

Geschlechtsorgane

Unsere Geschlechtlichkeit, Dualität, das männliche und weibliche Prinzip,
Fortpflanzung. Der Orgasmus vereinigt die Dualität der Seelen, vereinigt die Geschlechter in einem ekstatischen, berauschenden, intensiven und erlösendem Lustgefühl. Der Geschlechtsakt erschafft neues Leben und besitzt die höchste tantrische Qualität und lässt uns Göttlichkeit erleben.

Haut

Die Haut symbolisiert die Grenze unseres Ich's zur äußeren Welt. Trotzdem sind wir mit allem in Universum verbunden. Jede Berührung, jede Empfindung der Haut verbindet uns mit dem Kosmos.

XIII. Krankheit:

Wie und warum eine bestimmte Krankheit zu jemandem kommt?[13]

Indianer glauben, dass **Wut**, **Gier**, **Neid**, **Schuldgefühle** sowie **unerfüllte Träume** und **Wünsche** uns krank machen. Entsprechend könnte man ihrer Meinung nach Krankheiten erst heilen, wenn man auch die psychischen Probleme und negativen Emotionen auflöse, die die körperlichen Beschwerden erst verursachten.

Eine ähnliche Ansicht wird heutzutage in der Medizin auf dem Gebiet der **Psychosomatik** vertreten. Der Begriff Psychosomatik leitet sich aus den griechischen Wörtern „Psyche" für Seele und „Soma" für Körper ab. Unter psychosomatischen Erkrankungen versteht man also Krankheiten, deren Ursachen sich nicht oder nicht vollständig auf der rein körperlichen Ebene ausmachen lassen.

Die **Organsprache** ist die einzige Sprache, in der ein Mensch nie lügen oder anderen etwas vormachen kann. Sie ist die Sprache des Unbewussten. Derjenige, der diese Sprache versteht, **kann genau ablesen, welche erlebten Konflikte so schmerzhaft waren, dass sie nicht verarbeitet werden konnten und deshalb ins Unterbewusstsein verdrängt wurden**.

Viele Symptome sind zunächst einmal Warnsignale, die den Blick auf psychische Belastungen lenken sollen. (Der Begriff

[13] Vgl. https://bewusst-gesund-werden.de/

„**Symptom**" kommt aus dem Griechischen und bedeutet „**Warnung**".)

Die Organsprache erzählt, **wie und warum eine bestimmte Krankheit zu jemandem kommt.**

Wenn wir das Flüstern des Körpers nicht hören, dass etwas aus der Balance geraten ist, beginnt er zu schreien.

Sehr oft erhält man vom Arzt die Diagnose „idiopathisch", was bedeutet, dass man **medizinisch keine Ursache finden kann**. Das heißt in vielen Fällen dann, dass die Erkrankungen, die Schmerzen, die Beschwerden, die Symptome wahrscheinlich psychosomatischer Natur sind.

Psychosomatik bedeutet in diesem Sinne, dass **Seele und Psyche mittels körperlicher Symptome zu uns sprechen**. Ignorieren wir diese Rufe nach Hilfe und Auflösung, werden die Symptome deutlicher, mitunter schmerzhafter oder zeigen sich in schwereren (tiefer gelegeneren) Krankheiten. Der bekannte österreichische Psychoanalytiker Sigmund Freud sagte einmal folgendes:

Wenn wir ein Problem durch die Tür treiben, dringt es als Krankheitssymptom durch das Fenster.

Das heißt, wir können Krankheiten nicht vermeiden oder heilen, wenn wir das zugrunde liegende psychische Problem nicht lösen, sondern die Symptome stattdessen einfach ignorieren.

Die Grundlage der Psychosomatik (Organsprache) ist der Mechanismus des psychologischen Schutzes, der Extrusion. Es bedeutet in etwa: **Jeder von uns versucht, ihm unangenehme Gedanken zu vertreiben.**

Daher lehnen wir Probleme oft einfach ab, anstatt sie zu lösen. Klar, es ist viel einfacher die Augen zu verschließen und nicht über unangenehme Dinge nachzudenken.

Leider verschwinden die Probleme meist nicht von selbst, sondern wechseln einfach auf eine andere Ebene – auf der sie vielleicht eher deine Aufmerksamkeit einfangen können. Das Resultat ist, dass der Körper die Hauptlast zu stemmen hat. Er beginnt zu schmerzen und leidet unter sehr realen physischen Beschwerden.

Jede körperliche oder geistige Störung will uns etwas sagen. Dies ist ein Aufruf zum Appellieren – in Gedanken und Taten!

Es sind nicht Umstände, die uns krank machen, sondern wie wir diese Umstände fühlen...

Die Zuordnung der Organe zu bestimmten Dingen kommt u.a. aus der chinesischen Medizin, die ist ja über 5000 Jahre alt und das ist lang genug, um Erfahrungen zu sammeln. Wenn man sich mal die Zeit nimmt und bestimmte Erkrankungen und die Menschen dazu beobachtet, dann sieht man sehr schnell Zusammenhänge.

Die Organe und Körperteile – psychische Entsprechungen

(Organsprache – kurze Fassung):

Augen – Einsicht, Durchblick; zurückgehaltene Wut; Verhärtung in der geistig-seelischen Haltung; Unbeweglichkeit und Steifigkeit, in Gewohnheiten zu verfallen.

Bandscheiben – Überlastung; innerliche Schwäche; Pufferfunktion, die Belastungen abfangen. Wenn man häufig überlastet ist, kann der Puffer „rausspringen".

Bauchspeicheldrüse – Sorge, Verwirrung: Fehlen an geistig-seelischer Entwicklung; Resignation.

Blase - Druck ablassen; Loslassen; Furcht und Ungeduld; Vergangenes nicht loslassen.

Blut - Lebenskraft, Lebensenergie, Lebensfreude, Vitalität.

Bronchien – filtern, Überfürsorge oder mangelnde Fürsorge.

Brust/Busen – seelische Nahrungsquelle; gestörte geistig-seelische Partnerschaft.

Dünndarm - Verarbeitung, Analyse; Traurigkeit und Unsicherheit, Kritik; zu viel analysieren.

Dickdarm – Ausscheidung; Schuld und Schande, Unbewusstes, Angst, Geiz, Stau seelischen Eindrücke; Vergangenheit; eigene Gefühle nicht außern können; Unfähigkeit, Abstand zu gewinnen.

Daumen - Einheit, Unfähigkeit das Leben in den Griff zu bekommen, nicht zupacken können.

Füße - Verständnis, Standhaftigkeit, Verwurzelung, Demut. **Finger- und Fußnägel** – Aggressionswerkzeuge, Lebenskampf.

Galle – Wut, Aggression, Zorn.

Gelenke - Beweglichkeit und Effektivität; Flexibilität und Aktivität; handlungsunfähig sein.

Genitalbereich – Sexualität, Überleben, Sinnlichkeit, Einsamkeit, Stolz.

Haar – Freiheit, Macht.

Hals - Kommunikation, Verbindung, Selbstausdruck, Konflikt, Angst, Depression.

Haut – Abgrenzung, Kontakt, Zärtlichkeit, Schutz, Normen, Trennung, Verlust; sich unrein fühlen; unsicher sein; sich nicht äußern können; Gefühlsprobleme, Überempfindlichkeit.

Hände – Handlungsfähigkeit, Intellekt, Ehrlichkeit, Kontakt, Geschicklichkeit, Geben und Nehmen; rechts (männliche Seite), links (weibliche Seite).

Herz - Lebensenergie, Lebensfreude, Lebenskraft, Liebe, Mitgefühl, Familienprobleme; Liebesfähigkeit, auch zu sich selbst; Vitalität, Freude; Neid und geringes Selbstwertgefühl, nicht auf Gefühle hören; Überbewertungs der Ego; Angstzustände, Angststörungen.

Hüfte – Fortschritt, Beugsamkeit.

Knie - Demut, Flexibilität, Beugsamkeit, Überlastung; rechts ist das „Partnerknie"; links ist das „Mutter/Kind-Knie".

Knochen - Festigkeit, Normerfüllung, Stabilität.

Kopf - Sitz des Geistes, schwierige Aufgaben, unbewältigter Stress; Kopfkino - zu viel denken, zu viel sorgen.

Kreislauf-Sexus-Meridian – auch Herzbeutelmeridian genannt – beginnt seitlich der Brustwarze, führt an der Innenseite des Oberarmes über das Handgelenk bis zur Handinnenfläche und endet an der Fingerspitze des Mittelfingers – Hoffnungslosigkeit, Eifersucht.

Leber - Temperament, Wut, Güte, Ärger, Wertung, Kritik und Tadel; Gifte.

Lunge - Kontakt, Kommunikation, Freiheit, Beziehung, Fremdbestimmung, Trauer, Kummer und Verachtung, Depression.

Magen – Offenheit-Aufnahmefähigkeit; Geborgenheit, Zuwendung und Liebe; Sorgen, Vertrauen, Abscheu/Ekel und Enttäuschung; Frust; unbewältigter Stress.

Milz - Sorgen und Verwirrung.

Mund – Aufnahmebereitschaft, Kommunikation.

Muskeln - Beweglichkeit, Flexibilität, Aktivität, Kraft, Dynamik, Spannung und Entspannung; unbewältigter Stress.

Nacken – Starrsinn und Eigensinn; Alltagsbelastungen, Hartnäckigkeit, Halsstarrigkeit; Verantwortung, Toleranz, Geduld.

Nase - Macht, Stolz, Sexualität, Anpassung, Selbsterkenntnis, Selbstgefühl.

Nerven – unbewußte Konflikte, falsche Wahrnehmungen oder Reaktionen.

Niere(n) – Partnerschaft, Harmonie, Vertrauen, Mut, Akzeptanz; Angst, Zusammenhänge zu Eltern, Großeltern; Beziehungsprobleme, Idealkollision, Gefühlskonflikt, unreine Gedanken, Beturg, falsches Verhalten, (rechts-männlich, links weiblich).

Ohren – Wahrnehmen, Horchen, Demut – nicht-mehr hören-wollen; Anpassung.

Penis – Macht, Überzeugung, Lust.

Prostata – unbewältigter Stress beruflicher oder familiärer Art; Konfliktsituation.

Rücken - Aufrichtigkeit, Lastenträger, Kraft, Ehrlichkeit, Existenzangst.

Scheide/Vagina – Hingabefähigkeit, Lust.

Schilddrüse – Alarm- und Kampfbereitschaft.

Schultern - Überlastung.

Wirbelsäule – geistige Beweglichkeit.

Zähne - Aggression, Vitalität, Potenz, Problembewältigung, Zupacken, Anpacken, Angreifen, Schlagfertigkeit, Durchsetzungsvermögen; Unfähigkeit sich „durchzubeißen".

Zahnfleisch – Urvertrauen, Mangel an innerem Halt, Versorgung.

Zunge - der Bote für körperliche Bedürfnisse.

XIV. Hinweise:

Organe und Körperpartien geben uns Hinweise auf psychische oder seelische Disharmonien[14]

Organe und Körperpartien geben uns Hinweise auf psychische oder seelische Disharmonien. Mary Burmeister erklärte uns im Jin Shin Jyutsu, dass unsere Einstellungen uns darin hindern, ein glückliches und gesundes Leben zu führen.

Wenn wir also an unseren „Einstellungen“ arbeiten, kommen wir somit wieder auf den Weg zur Gesundheit und Heilung unseres ganzen Wesens.

Die fünf großen Einstellungen sind auch in der Psychologie unter den 5 Grundgefühlen bekannt.

Diese da sind:

Sorgen – Angst – Wut/Ärger/Enttäuschung – Trauer – Bemühen/Verstellen

Manche Mediziner sagen heute, dass alle Erkrankungen, die auf „ose“ enden, einen chronischen Verlauf haben und immer mit Angst zu tun haben. Oft sind hier auch die unbewusst ins uns schlummernden Ängste gemeint. Und dass Erkrankungen, die auf „itis“ enden, mit Wut zu tun haben.

Aus meinen 11 Jahren Praxis kann ich nur bestätigen, dass da etwas Wahres dran ist, auch wenn die Wahrheit unbequem ist.

[14] Vgl. https://www.kraftquelle-mensch.de/organe-und-koerperpartien/

Nachfolgend finden Sie eine Liste, in der Sie einfach mal stöbern können, wie Organe oder Körperpartien Hinweise auf psychische oder seelische Störungen geben.

Die Liste hat keinen Anspruch auf Vollständigkeit.

- Augen = nicht wirklich hinschauen wollen, mangelnde Einsicht, Erkenntnisunwilligkeit, die anderen Realitäten nicht sehen wollen, Verbindung zur Leber (Lebermeridian)
- Arme = sich nicht für sich einsetzen, Handlungsfähigkeit
- Blase = große Angst, emotionaler Druck, Angst vor Sexualität, Wut auf Eltern
- Bauch = Selbstwertgefühl, Selbstvertrauen, Verdauung meiner Lebenserfahrungen, Gefühle
- Bauchspeicheldrüse = die Süße des Lebens, Lebensfreude und Lebensgenuss, hiermit steht das Solarplexus-Chakra und seine Themen in Beziehung
- Beine = Vorankommen im Leben, Fortschritt, Lebensschritte
- Blut = Lebenskraft, Vitalität, Gleichgewicht von Körper und Seele
- Dickdarm = Depression, nicht loslassen können oder wollen, Geiz, Verweigerung der Lebensaufgaben. Verbindung des Wurzelchakra (Mutterthemen) – hier befinden sich mehr Nervenzellen als in unserem Rückenmark. Der Darm steht für Polarität, die Trennung von Gut und Böse, dem Verdaulichem und Unverdaulichem.
- Dünndarm = sehr kritische Menschen, Selbstkritik, Analyse

- Finger- und Fußnägel = Aggression, Selbsterkenntnis, Selbstwert, Schutz
- Füße = Standhaftigkeit, Verwurzelung, Demut, auf eigenen Füßen stehen, Ziele erreichen können
- Galle = Aggression, Enttäuschung, nicht in der Lage sein, eine Entscheidung zu treffen, keine geistige Klarheit
- Genitalbereich = Ängste, Sexualität, Fortpflanzung
- Hallux Valgus (Überbein) = sich verbiegen, es anderen Recht machen wollen, Everybody´s Darling
- Hals Eigener Ausdruck, Angst, Missverständnisse, Wechselbeziehung zwischen Gedanken und Emotionen; Starre, bedingt durch nicht geäußerte Gedanken
- Hände = Begreifen, Handlungsfähigkeit, das Leben nicht im Griff haben
- Haut = fehlende Abgrenzung, Normen, Zärtlichkeit, Kontakt mit der Welt, Verbindung zu Dickdarm und Lunge, Haut = Spiegelbild der Seele
- Herz = aus dem Herzen leben, Liebesfähigkeit, Emotion, Lebenskraft, Lebensrhythmus, echt und authentisch sein
- Knie = eigene Entscheidungen, Angst vor Autorität, Demut, Knieprobleme auf der rechten Seite = Sicherheitsbedürfnis, Knieprobleme links = Angst vor Veränderung
- Knochen = Normerfüllung, starre Haltung, tiefsitzende Ängste, Auflehnung gegen Autorität führt zu Brüchen
- Leber = Ärger, Frust, Bewertungen, unterdrückte Gefühle, Entgiftung und Heilung (auch giftige Gedanken). Der Lebermeridian geht durch die Augen (blind vor Wut).

- Lunge = Trauer, Freiheit, Austausch, Kommunikation, Schleim
- Magen = Sorgen, Stress, ungesunde Gedanken, Lebensschwäche, schwache Nerven, Schlafstörung. Der Magen transformiert etwas von außen Aufgenommenes in etwas Verdaubares. Er steht für Wachstum, Transformation und Verdauung. Wenn uns etwas auf den Magen schlägt, stimmt die äußere Welt nicht mit unserer Erwartungshaltung überein und wir fühlen uns unwohl.
- Nieren = Angst, Schock (das geht mir an die Nieren) Minderwertigkeitskomplexe, Panikattacken, Unsicherheit, Partnerschaft, Balance zwischen Geben und Nehmen, Sitz unserer Lebensenergie, sexuelle Energie, (Fehlgeburten = Nierenenergie stärken)
- Rücken = Aufrichtigkeit, zu hohe Belastung durch das momentane Leben, Existenzsorgen, Partnerschaftsprobleme, Wessen Kreuz trage ich? Speicher unserer unbewussten Emotionen und Verspannungen
- Oberer Rücken = Rückseite von Herzchakra (hat mit dem Willen und der Liebesfähigkeit zu tun). Schmerzen zwischen den Schulterblättern deuten auf aufgestaute Wut hin.
- Mittlerer Rücken = Schuldgefühle
- Kreuzbein = Angst um das liebe Geld
- Steißbein = Ungeduld, Besserwissertum, Rechthaberei
- Ischiasnerv = Schmerzen oder der sogenannte „Hexenschuss" zeigen dir, dass du die Bedürfnisse deines Selbst (deiner Seele) missachtest. Du bist zu sehr im Kopf.

- Schultern = trage zu viele Lasten von mir und anderen. Angst vor Verantwortung (besonders Frauen speichern an dieser Stelle sehr viele Emotionen); rechte Schulter: Probleme, die einem von anderen aufgebürdet werden; linke Schulter: Probleme, die man sich selber aufbürdet
- Wirbelsäule = Belastbarkeit, im Gleichgewicht sein, Aufrichtigkeit, zu sich Selbst stehen, Unterdrückung der Seelenkräfte
- Zahnfleisch = Urvertrauen
- Rechte Körperseite = Vater, Beruf, Berufung, Speicher unserer Wut
- Linke Körperseite = Mutter, Beziehungen, Speicher unseres Kummers

Es gäbe hier sicherlich zu jedem Organ noch viel mehr zu schreiben und hinzuweisen, doch dies soll euch nur einen kleinen Überblick verschaffen.
Wer mehr Informationen möchte, kann diese in dem wunderbaren Buch von Christiane Beerlandt „Der Schlüssel zur Selbstbefreiung" nachlesen oder einen Jin Shin Jyutsu Selbsthilfekurs bei mir besuchen oder sich zur Heilenergetik Coach Ausbildung anmelden. In allen meinen Ausbildungen werden die Zusammenhänge zwischen Gesundheit und Krankheit vermittelt.

Ich wünsche euch viel Freude und viele Erkenntnisse damit.

XV. Organuhr:

PSYCHOLOGISCHE BEDEUTUNG DER **ORGANE** /Organuhr[15]

Beschwerden, die zu einer bestimmten Uhrzeit auftreten, können auf eine Störung in einem dazugehörigen Organ hinweisen. Deshalb ist es wichtig, Symptome nicht gleich mit Medikamenten zu behandeln, sondern diese als Wegweiser zur Ursache von Erkrankungen zu erkennen. Homöopathische Mittel können helfen den Konflikt ins Bewusstsein zu holen, diesen zu erkennen, verarbeiten und aufzulösen.

23-01 Uhr / GALLENBLASE:

Die Galle steht für den **Zorn**. Die Galle spielt eine Rolle im Stoffwechselprozess, sie führt nach dem Abbau in der Leber, Stoffe in den Darmtrakt ab. So wie die Galle ihre Aufgabe erfüllt, so kann man im psychischen Spiegel dessen folgendes sehen: "das Reinigen, Abführen von giftigen Erfahrungen und Emotionen und das Ausscheiden von Negativität". Bitterer Schmerz und Trauer werden verarbeitet, vorwärts geschoben und losgelassen. Wenn dies nicht geschehen kann, meldet sich unser Organ und reagiert mit Schmerz und Krankheit. In einer kranken Galle sammeln sich Aggressionen, diese gilt es in Gelassenheit zu verwandeln.

01-03 Uhr / LEBER:

Die Leber steht für **Selbstbewusstsein**, für den Glauben und das Vertrauen in uns Selbst. Die Leber empfängt und reinigt das Blut

[15] Vgl. https://www.heilpraktikerin-martin.de/artikel/bedeutung-der-organe/

und hat somit eine entgiftende Funktion. Sie steht also auch für den psychischen Transformationsprozess, das Umsetzen und die Verarbeitung zu Wachstum, zu geistiger Weiterentwicklung von neuen Erfahrungen und Emotionen. Diejenigen die sich weigern, die Herausforderungen anzunehmen, haben oft eine kranke Leber. Es gilt im Leben eine neue Wendung zuzulassen und das Alte, die Gefühle in denen man sich selbst gefangen hält, loszulassen.

03-05 Uhr / LUNGE:

Die Lunge steht für Austausch und Kommunikation, **Geben und Nehmen**. Einatmen steht für das "Nehmen" (das Leben in sich hineinlassen) und ausatmen für das "Geben" (was kann ich dem Leben zurückgeben). Ist "Geben und Nehmen" nicht im Ausgleich, kann keine freudvolle Kommunikation entstehen. In der traditionellen chinesischen Medizin ist die Lunge die Mutter des Darms, ist Geben und Nehmen nicht ausgeglichen können Erfahrungen nicht verdaut und integriert werden.

05-07 Uhr / DICKDARM:

Der Dickdarm steht für **"Abgeben und Loslassen"**, Kritik äußern. Alte Dinge werden losgelassen um Platz für Neues zu schaffen. An dieser Stelle wird eine vollständige Übergabe an uns selbst gefordert, ein Loslassen von nutzlosem Ballast. Übergeben wir uns flexibel Erfahrungen, klammern wir uns nicht an materielle oder emotionale Angelegenheiten, trauen wir uns die Fülle in uns selbst zu akzeptieren und das Alte loszulassen, dann wird der Dickdarm zügig funktionieren. Die allgegenwärtige körperliche Verstopfung ist

Volkskrankheit Nr. 1 und geht oft mit dem Festhalten von negativen Gedanken, von Ängsten und starren Denkmustern einher. Nicht umsonst schreiben die chinesischen Ärzte seit Urzeiten dem Dickdarm eine wichtige Rolle bei der Entwicklung und Veränderung des ganzen Menschen zu.

07-09 Uhr / MAGEN:

Der Magen steht für **Nestwärme**, Sicherheit und **Schutz** von anderen und **innere Sicherheit**. Er steht für das Gefühl zu Hause zu sein, Urvertrauen und innere Sicherheit sowie das Zentrum der Auflösung. Nervöse Ängste liegen Magenbeschwerden zugrunde, man vertraut zu wenig auf sein tiefstes Selbst. Ängstlich hält man an Erfahrungen, emotional und auch in Gedanken fest. Schockierende Ereignisse können wie ein Stein im Magen liegen. Der Magen symbolisiert auch das emotionale Verarbeitungszentrum: Wie geht man mit neuen Informationen mit neuen Eindrücke um ? Im Magen wird vieles Neues zerlegt und damit verarbeitet. Fehlt die innere Sicherheit, wird diese vergeblich im Außen gesucht, es kommt oft zu nicht gewollten Anpassungen im Außen und somit zu Magenerkrankungen und Verdauungsstörungen. Holt man seine Emotionen und tiefsten Ängste nach oben, konfrontiert sich damit und verarbeitet diese, dann befreit man sich von Ballast und kommt zur Ruhe.

09-11 Uhr / MILZ/PANKREAS:

Diese Organe stehen für Gewohnheit und fehlende Verarbeitung, "Festhalten und Selbstfindung". Die Milz symbolisiert **Lebensfreude**. In der Milz finden Abgrenzungsthemen statt. Die Milz steht für das Beharren auf etwas, für Sturheit, für das starre Festhalten. Klebt man oft an einer Sache, an Um- oder Zuständen und Glaubenssätzen, dann kann sich dies in der Milz bemerkbar machen. Fixiert man seine Gedanken nicht nur stur auf einen Punkt, lässt los und vertraut , verteidigt sich nicht gegen sich selbst und das Leben, dann bleibt die Milz gesund. Die Bauchspeicheldrüse stellt Enzyme her und produziert Insulin und Glukagon, zwei wichtige Hormone die bei der Regulierung des Zuckerhaushaltes eine Rolle spielen, somit symbolisiert sie auch das "Süße". Wer davon überzeugt ist, das er nicht genießen darf , das Zucker schlecht ist, dass er sich viel verbieten muss, der liebt sich nicht selbst , opfert sich selbst auf anstatt Liebe und Glück im Leben zuzulassen. Somit steht die Bauchspeicheldrüse auch für den **Selbstfindungsprozess**.

11-13 Uhr / HERZ:

Das Herz symbolisiert die **Selbstliebe** anstatt Helfertrieb. Das Herz ist das Zentrum der Liebe, hier wirkt sich aus ob jemand ausreichend Eigenliebe besitzt um für sich selbst zu handeln und sich selbst Gutes zu tun oder ob er lieber nur anderen Gutes tut, sich aufopfert und sich darüber definiert. Aufopfern für andere als Tausch um Liebe zu bekommen kann zu Herzerkrankungen führen. Herzprobleme können dann entstehen, wenn man mit seinem eigenen Tun Erwartungen an andere verbindet, die dann nicht erfüllt werden. Stellt man also das Zentrum in sich selbst, lebt entschlossen in die eigene Richtung und bleibt seiner Natur treu dann kann das Herz gesund bleiben. „Das starke Herz fördert einen gesunden Körper und ordnet die Gefühlswelt". Des Weiteren heißt es: „Das Herz regiert den Geist!" Fließt also die Herzenergie harmonisch, wird der Geist ernährt und hilft dem Menschen optimal auf sein Umfeld zu reagieren.

13-15 Uhr / DÜNNDARM:

Der Dünndarm steht für **Verarbeitung und Integration von Lebensthemen**. Er ist der Ort von Verarbeitungen von Gefühlen und Konflikten, sowie deren Selektion. Hier wird entschieden was integriert werden soll und was als unbenötigtes ausgeschieden werden soll. Eine optimale Funktion des Dünndarms erfordert ein Gleichgewicht zwischen geben und nehmen , zwischen einer selbstbewussten , aktiven Verarbeitung gewonnener Eindrücke einerseits, andererseits es zu wagen, zu vertrauen und sich unbewussten Prozessen hinzugeben. Es erfordert Vertrauen in die eigene Intuition, kommt man dieser nicht nach, so werden bestimmte Gedanken oder Emotionen voller Misstrauen den Verdauungsprozess behindern.

15-17 Uhr/ BLASE:

Die Blase steht für Verarbeitung von Gefühlen, sie ist das Auffangorgan und **Sammelbecken der nicht ausgelebten Gefühle**. Es wäre notwendig, verdrängte Gefühle endlich zu äußern, damit Konflikte bewältigt werden können. Die Blase konfrontiert mit der Wahrheit und der Ehrlichkeit mit seinen Gefühlen umzugehen, sie zeigt den Teil in der Psyche an, der Sorge dafür trägt, dass man auf die Wahrheit bezüglich seiner inneren Gefühlswelt hört. Wenn man gut für sich sorgt, wenn man mit dem bewussten Auge nicht vor Wahrheit und Entwicklung flüchtet und nicht an der Vergangenheit festhält, dann wird die Blase gut funktionieren.

17-19 Uhr / NIERE:

Die Nieren stehen für **emotionale Verbundenheit** mit anderen und dem Eigenen. Sie stehen für Harmonien in Freundschaften, Partnerschaften und auch Mutter-Kind Beziehungen. Bewusste und unbewusste Gefühlsempfindungen werden verarbeitet, gereinigt, gefiltert und losgelassen. Hierbei wird neue Energie frei. Emotionaler Ballast wird beseitig und das alte Chaos aufgeräumt wenn wir offen dafür sind. Wenn man jedoch ängstlich an alten Emotionen festhält oder wenn man mit seinem Verstand die Gefühlströmung blockiert, dann hemmt man ein gutes Funktionieren der Nieren.

19-21 Uhr / KREISLAUF/SEXUS (Perikard):

Der Kreislauf steht für den **eigenen Lebensrhytmus**. Das Perikard ist der direkte Untergebene des Herzens. Seine Aufgabe ist es für Vergnügen und Entspannung zu sorgen, also dafür das wir unsere Bedürfnisse befriedigen zu denen Geselligkeit, Freude, Zärtlichkeit und Berührungen gehören. Die Stabilisierung des Kreislaufes ist notwendig um uns am Leben zu erhalten und dieses Leben auch genießen zu können. Der Kreislauf-Sexus-Merdian ist zudem wichtig für eine gute Körperhaltung. Verspannungen im Körper können auf der emotionellen Basis gründen, dass es uns nicht gelingt, Erlebnisse der Vergangenheit loszulassen.

21-23 Uhr /DREIFACHER ERWÄRMER:

Dieser steht für **Annahme oder Ablehnung des Lebens**. Jede Form von Ungleichgewicht ist dem 3fachen Erwärmer zugeordnet. Eine weitere Bezeichnung wäre: innerer Botschafter für soziale Angelegenheiten. Man kann ihn als „Meridian der Hoffnung" bezeichnen. Er sammelt Energie an und verteilt sie im Körper. Fließt sie optimal und ungehindert, offeriert sie uns Freude, Erfüllung, inneres Gleichgewicht, Großmut und Güte.

Alles was wir je erlebt haben, ist in unserem Körper gespeichert - auch wenn wir uns dessen nicht bewusst sind.

Wenn ein seelischer Konflikt nicht auf der Bewusstseinsebene erkannt und gelöst werden kann, macht er über körperliche Symptome auf sich aufmerksam. Mit Beschwerden und Krankheiten sendet uns der Körper eine Botschaft. Er wiederholt sie solange, bis wir ihren Sinn verstanden haben.

Anhand der Symptome und der jeweiligen psychologischen Bedeutung kann im Behandlungsgespräch der zu Grunde liegende Konflikt ins Bewusstsein dringen und gelöst werden.

Die richtig gewählten homöopathischen Mittel unterstützen diesen Prozess. Jedes homöopathische Mittel hat eine eigene psychologische Bedeutung. In Form von so genannten „Hochpotenzen" bewirken die Mittel eine Resonanz im

Unterbewusstsein, so können die Symptome gedeutet, der Konflikt erkannt und aufgelöst werden. Die Symptome können verschwinden.

XVI. Solarplexus:[16]

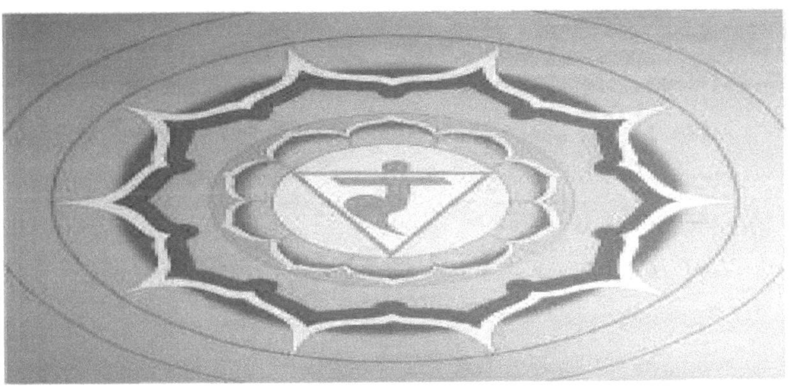

Die Erfahrungsebene des menschlichen Bewusstseins beschreibt im 3. Chakra die Zentriertheit des Menschen und den Zugang zu seiner Kraft. Es ist die Persönlichkeit, die ihren Platz in dieser Gesellschaft gefunden hat. Eine Persönlichkeit, die ihren Raum beansprucht und den Platz und Raum anderer Menschen respektiert. Hier wird auch die Wahrnehmung der Abgrenzung und Bewertung zur Außenwelt dargestellt. Ein gut funktionierendes Solarplexus-Chakra lässt den Menschen als starke, klare Persönlichkeit erscheinen. Dieser Mensch hat klare Wertvorstellungen und ist nicht manipulierbar.

Die Themen des Solarplexus-Chakras

Macht

Der Mensch nimmt seine Kraft und Macht deutlich wahr. Er strahlt eine natürliche Kraft aus. Er fühlt sich in seiner Mitte und gibt seine Macht nicht an andere ab.

[16] Vgl. https://www.chakrahealing.de/Solarplexus.html

- Kontrolle

  Der Mensch kontrolliert die Dinge, die zu kontrollieren sind.
- Freiheit

  Der Mensch empfindet sich als freie Persönlichkeit. Er erlaubt sich, das zu sein, was er sein möchte. Ein Mensch, der seine persönliche Freiheit anerkennt, wird niemals anderen Menschen die Freiheit nehmen. Er weiß, dass er einen Platz und einen Raum in dieser Gesellschaft hat und er füllt ihn aus.
- Persönlichkeit

  Die Persönlichkeit hat sich entwickelt und bezeichnet einen Menschen, der erwachsen geworden ist.
- Verantwortung

  Der Mensch übernimmt für sich und seine Kinder die Verantwortung. Er wird für die Dinge, für die er Verantwortung übernommen hat, gerade stehen.
- Wertung

  Die persönlichen Werte sind klar definiert und beschrieben. Der Mensch erlaubt sich ein eigenes Urteil und übernimmt nicht einfach andere Wertvorstellungen.
- Entscheidung

  Der Mensch vermag Entscheidungen zu treffen, wann immer sie anstehen.

Anhand dieser Themen kann der Mensch seine Wahrnehmung und seine Bewusstheit beoachten. Wenn diese Erfahrungsebenen mit Klarheit gelebt werden, ist das **Solarplexus-Chakra** mit sich ständig erneuernder Lebensenergie versorgt.

Die Bauchspeicheldrüse (Prankreas) und der SolarPlexus (Nervengeflecht) nehmen die Lebensenergie auf und leiten sie an folgende Organsysteme weiter: Verdauungsorgange Magen Leber Galle Gallenblase Dünndarm Dickdarm bis Enddarm

- Haut
- Augen
- Gesicht
- Anhangsgebilde Haare Fingernägel Fußnägel
- Muskulatur
- Bindegewebe

Fragen zur Bewusstwerdung: ja/nein

- Fühlen Sie sich in ihrer Macht? Haben Sie Zugang zu Ihrem Kraftpotenzial?
- Erlauben Sie sich, das zu sein, was Sie auf der Persönlichkeitsebene sein möchten?
- Übernehmen Sie die Verantwortung für Ihr Leben und für die Menschen, die Ihnen anvertraut sind?
- Haben Sie ein starkes Selbstwertgefühl?
- Fühlen Sie sich frei?
- Haben Sie den Platz und den Raum in der Gesellschaft, der Ihnen zusteht gefunden und füllen Sie ihn aus?

Wenn Sie eine oder mehrere Fragen mit "Nein" beantwortet haben, ist das *Solarplexus-Chakra* blockiert.

XVII. Solarplexuschakra:[17]

Manipūra, Solarplexuschakra, Nabelchakra, Nabelzentrum, ...

3. Chakra, das Solarplexuschakra / Manipura-Chakra

Das Solarplexuschakra befindet sich etwas oberhalb des Nabels auf Höhe des Sonnengeflechts (Solar-Plexus). Es ist dem Feuerelement zugeordnet, das Licht, Wärme, Energie und Aktivität, auch Leistung und Macht, bedeutet. Es steht für die Entwicklung des "Ichs", sowie die Durchsetzungskraft in der eigenen Umwelt. Dabei ist nicht das mit Gewalt Durchsetzen gemeint, sondern das Finden eines harmonischen Wegs, seine eigenen Ideen zu verwirklichen. Blockaden in diesem Chakra, äußern sich körperlich durch Verdauungsstörungen, Magenprobleme, Diabetes und Übergewicht. Seelisch kommt die Blockade durch Aggressivität, Unsicherheit, Schlafstörungen und Albträume zum Ausdruck.

Kurzübersicht - Informationen & Zuordnungen

In folgender Tabelle haben wir die wichtigsten Informationen und Zuordnungen die dem Solarplexuschakra entsprechen, für dich zusammengefasst:

Namen	Manipūra, Solarplexuschakra, Nabelchakra, Nabelzentrum, Milzchakra, Magenchakra, 3. Chakra
Themen	Sitz der Persönlichkeit, bewusste Gestaltung

[17] Vgl. https://www.lichtkreis.at/wissenswelten/chakren-wissen/solarplexuschakra/

	des Lebens. Kraft und Fülle, Einfluss und Macht. Verarbeitung und Transformation der vitalen Antriebe und Wünsche. Integration von Gefühlen und Lebenserfahrungen.
Lage	direkt über dem Sonnengeflecht etwas in Höhe des Magens
Energieaufnahme	öffnet sich nach vorne
Körper-Zuordnung	Von hier aus werden Magen, Leber, Milz und Galle, das Verdauungssystem und das vegetative Nervensystem mit Energie versorgt.
Sinnesfunktion	Sehvermögen
Drüsen	Bauchspeicheldrüse (Leber)
Hormone	Insulin, Glucagon
Steine	Tigerauge, Topas, gelber Trumalin, Citrin
Farben	Gelb
Element	Feuer
Aromen	Lavendel, Kamille, Zitrone, Anis, Grapefruit, Fenchel
Bachblüten	Impatiens, Scleranthus, Hornbeam
Räucherstoffe	Benzoe, Nelke, Rosmarin, Cistrose, Kamille, Immortelle, Weihrauch, Melisse, Lavendel, Sandelholz, Zimt
Mantra	RAM
Symbol	Zehnblättrige Lotusblüte

Lichtwesen	**Aufgestiegene Meister:** Kuthumi, Seraphis Bey, Sanat Kumara; **Erzengel:** Uriel, Chamuel

Das Solarplexuschakra ist der Sitz unserer Persönlichkeit und der bewussten Gestaltung unseres Lebens, der Einflussnahme und Macht. Hier werden die vitalen Antriebe und Wünsche der unteren Chakren verarbeitet und transformiert, sowie Gefühle und Erfahrungen in die Gesamtpersönlichkeit integriert. Wärme, Kraft und Fülle, Harmonie mit uns selbst und dem Leben erfahren wir, wenn unser drittes Chakra harmonisch arbeitet.

Das Thema, die Lernaufgabe des Solarplexuschakra ist die Entfaltung der Persönlichkeit, die Verarbeitung von Gefühlen und Erlebnissen, Gestaltung des Seins, Einfluss und Macht, Kraft und Fülle und Weisheit, die aus Erfahrung wächst.

Aktiviertes Solarplexuschakra:

Ein Mensch mit einem entwickelten Solarplexuschakra, verfügt über die natürliche Aggressivität, die man zum Erreichen eigener Ziele benötigt. Speziell wenn sich Widerstände in den Weg stellen, verfügt ein Mensch mit dem aktivierten Chakra über die Kraft, Energie und dem Willen, diese zu beseitigen und weiter zu gehen.

Da der Solarplexus den Fluss zwischen Gefühl und Verstand herstellt, kann ein Mensch mit einem aktivierten Solarplexuschakra sehr gut mit Gefühlen umgehen. Anstatt von ihnen "überrollt" zu werden, stellt er eine Verbindung zum Verstand her, der die Emotionen verstehen, reflektieren und um wichtige

Gedankenimpulse bereichern kann. Umgekehrt bleiben Gedanken keine abgehobene intellektuelle Spinnerei, sondern werden emotional verwurzelt, befruchtet und können so greifbar umgesetzt werden.

Ein Mensch mit ausgeglichenem Solarplexuschakra, ruht in seiner Mitte und wirkt auf seine Umwelt stabil. Es ist ein tatkräftiger Mensch, der Entscheidungen trifft und Verantwortung übernimmt. Er reagiert sensibel und folgt bei seinen Entscheidungen seiner Intuition. Diese Menschen sind auch sehr einfühlsam und offen für die Probleme anderer. Medial veranlagte Menschen, können hier ihre telepathischen Fähigkeiten verstärken, sie haben den sogenannten Röntgenblick.

Kurzfassung - Indikatoren für störungsfreies Solarplexuschakra

Hohes Maß an Energie und Lebendigkeit, Selbstbewusstsein, Ziele werden verwirklicht, Tatkraft, starke Persönlichkeit, Macht im positiven Sinne einhergehend mit Sensibilität und Mitgefühl, intuitive Entscheidungen (aus dem Bauch heraus), Gefühle können akzeptiert und gelebt werden, gute Nerven, guter Schlaf

Blockiertes Solarplexuschakra:

Die Blockade äußert sich einerseits in Kraftlosigkeit. Oder als verzerrter Machtwille, der vor Manipulation, Täuschung und Intrigen nicht zurückschreckt.

Die aggressionslose Variante ist in Wirklichkeit nicht frei von Ärger oder Wut - diese Gefühle werden lediglich abgeschnitten und nach innen gerichtet. Die Folgen können nicht nur gesundheitliche Probleme sein, sondern auch zwischenmenschliche Spannungen, die sich in plötzlichen Wutausbrüchen äußern können. Weiterhin ist es wahrscheinlich, dass ein Mensch mit diesem blockierten Chakra, die "hauseigenen" Aggressionen in die Umwelt projiziert und daraus Gefühle von Angst und Paranoia ableitet.

Der verzerrte Machtwille ist voll und ganz auf seine eigenen egoistischen Ziele fixiert. Was er nicht bekommt, wird "Auge um Auge und Zahn um Zahn" eingefordert. Ob als tyrannischer Hausherr oder als schwarzmagischer Energiebeschwörer - immer steht für einen solchen Menschen das eigene Interesse vor dem der anderen.

Kurzfassung - Indikatoren für Störungen / Blockaden im Solarplexuschakra:

Wenig Lebensenergie, Gefühlskälte, Gleichgültigkeit, Unsicherheit, mangelndes Selbstbewusstsein, Machtbesessenheit, übertriebener Ehrgeiz und Leistungsdenken, Rücksichtslosigkeit, Wutanfälle, Essstörungen, Schlafstörungen, Ziele nicht erreichen, keine Durchsetzungskraft, blockierte Gefühle, Magenerkrankungen, Sodbrennen, Erkrankungen von Leber, Milz + Gallenblase, Gelbsucht, Verdauungsstörungen, Schmerzen in der Lendenwirbelsäule, Nervenerkrankungen, Diabetes mellitus, Übergewicht

Funktion der Drüsen, die dem Solarplexuschakra zugeordnet sind:

Die Langerhansschen Zellen sind der endokrine Teil der Bauspeicheldrüse. Sie produzieren Insulin und Glucagon, die für den Kohlehydratstoffwechsel wichtig sind. Glucagon hebt, Insulin senkt den Blutzuckerspiegel. Der übrige Teil der Bauchspeicheldrüse entspricht einer exokrinen Drüse, die verschiedene Fermente und Enzyme direkt in den Zwölffingerdarm abgibt.

XVIII. Selbstvertrauen:

Das Solarplexus-Chakra – Kraft und Selbstvertrauen[18]

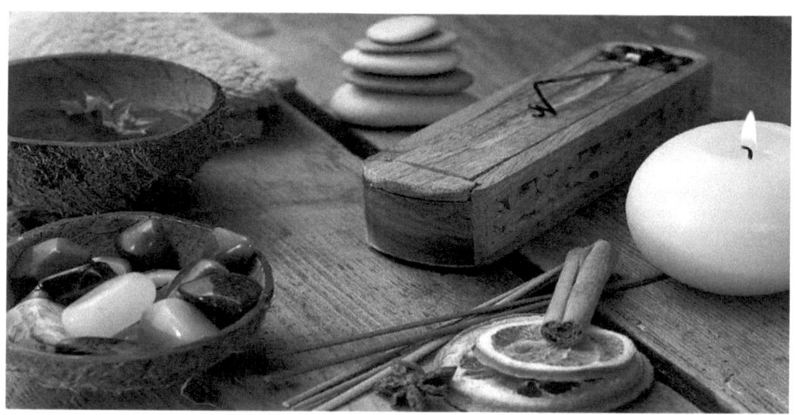

Das Solarplexus-Chakra steht für Ausdauer und Geduld

Das Solarplexus-Chakra ist das dritte Energiezentrum und schenkt Körper und Geist Kraft und Energie. Es steht in enger Verbindung zur Bauchspeicheldrüse und ihren Funktionen, außerdem steuert es sehr wichtige seelische Vorgänge und hängt eng mit deinem Selbstwertgefühl zusammen. Wie du ein ausgeglichenes Solarplexus-Chakra und eventuelle Blockaden erkennen kannst und welche weiteren Wirkungen es auf Körper und Geist hat, kannst du in diesem Artikel nachlesen.

Das Solarplexus-Chakra auf einen Blick

- **Farbe:** Gelb

---

[18] Vgl. https://www.yoga-stilvoll.de/blog/das-solarplexus-chakra/

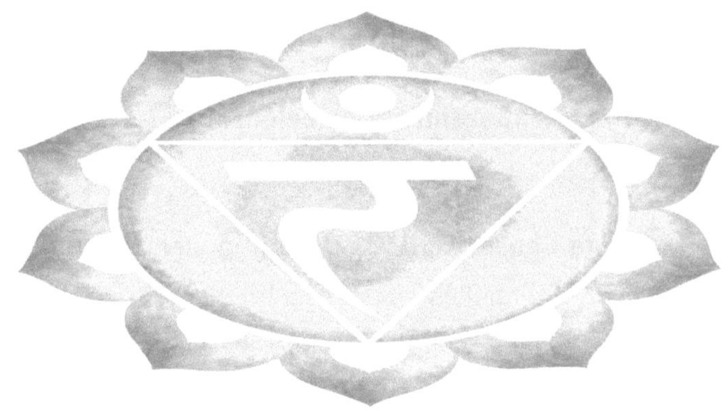

Solarplexuschakra Symbol

- **Mantra:** RAM
- **Edelsteine:** Bernstein, Tigerauge
- **Tier:** Widder
- **Element:** Feuer
- **Symbol:** Dreieck
- **Sinn:** Sehen
- **Lage:** oberhalb des Bauchnabels, im Magenbereich, zwischen erstem Lendenwirbel und Brustwirbel (Govinda S. 8)
- **Drüsen:** Bauchspeicheldrüse
- **Natur:** Sonnenlicht, Kornfelder, offenes Feuer (Govinda, S. 8)
- **Planet:** Mars
- **Verbindung zum Körper:** Bauchhöhle, Verdauungsorgane, Leber, Magen, Milz, vegetatives Nervensystem, Rückenbereich (Mitte) (Röcker, S. 36)

Dieses Chakra kann seine Wirkungsweisen am besten entfalten, wenn das 1. und 2. Chakra (also das Wurzel- und Sakralchakra)

aktiviert sind. Andere Bezeichnung für dieses Energiezentrum sind **3.**
Chakra, **Solarplexuszentrum**, **Nabelchakra** oder **Manipura-Chakra**.

Das Manipura-Chakra wird als **Ursprung der 72 000 Nadis**, der feinstofflichen Energieflüsse, angesehen, die sich von der Mitte des Körpers in alle weiteren Bereiche verteilen. Das ihm zugeordnete **Element Feuer steht für die belebende Energie** und somit den sehr kraftvollen Charakter dieses Energiezentrums.

Es fördert u.a. Emotionen wie Mitgefühl, Durchsetzungs- und Willenskraft, führt aber auch zu einer angemessenen Selbsteinschätzung und motivierenden Impulsen.

Seine Wirkungsweisen und Aufgaben

Körperliche Wirkungen:

Das 3. Chakra **liegt im Bereich des Oberbauchs**, zwischen Nabel und Zwerchfell. Es steht in enger **Verbindung zur Bauchspeicheldrüse**; deren Aufgabe besteht u.a. darin, Substanzen freizusetzen, durch die körperfremde Dinge wie z.B. Nahrung aufgenommen und in Energie umgewandelt werden können.

Deswegen zeichnet sich ein gut funktionierendes Manipura-Chakra durch einen **gesunden Verdauungstrakt** und eine **ungestörte Verdauungstätigkeit** aus. Außerdem **fördert** es ein ausgeglichenes **Nervensystem** **und** erholsamen, störungsfreien **Schlaf**.

Geistige Wirkungen:

Auf geistiger Ebene zeigt sich die Energie des Solarplexuszentrums in **Mitgefühl und Wärme**, die im Umgang mit deinen Mitmenschen ausgedrückt werden, zudem können eigene Wünsche und Emotionen ohne Probleme ausgelebt und gezeigt werden.

Wenn dein Solarplexuszentrum ungehindert funktionieren kann, wirkt sich das insbesondere auf deinen **Durchsetzungswillen** aus, weswegen es dir wahrscheinlicher leichter fällt, deine **eigenen Fähigkeiten und Kräfte besser einzuschätzen**. Letztendlich wirst du dir deiner persönlichen Handlungsmacht bewusst.

Ein harmonisches 3. Energiezentrum ist außerdem **Ausgangspunkt deiner Gedanken, Emotionen und Willenskraft** und ist unentbehrlich für die Entwicklung deiner Persönlichkeit und somit deiner Interessen und Wünsche.

Wusstest du, dass...

... **das Manipura-Chakra** in der Chakra-Lehre **als Energiespeicher fungiert, durch den die Lebensenergie Prana durch den gesamten Körper geschleust wird**?

Prana ist die **universelle Lebensenergie**, die sich in und um uns befindet. Sie wirkt sich auf Körper und Seele aus und **erhält** den **Blutkreislauf, Herzschlag und**

Stoffwechselfunktionen aufrecht. Wenn du an deinen Chakren arbeitest, kann weiteres Prana im Körper gebildet werden.

Das Solarplexus-Chakra übernimmt die Aufgabe der **Speicherung dieser Lebensenergie** und verteilt sie dann im ganzen Körper. Du kannst die natürliche Aufnahme von Prana durch die Arbeit an deinen Chakren unterstützen und den Anteil im Körper steigern. Dafür eigenen sich besonders **Übungen des Pranayama**, durch welche die Energie bewusst gelenkt und freigesetzt werden kann.

Wie wirkt sich ein harmonisches Manipura-Chakra auf deine Psyche aus?

Ein ausgeglichenes 3. Chakra **fördert ein gut entwickeltes und ausbalanciertes Ich-Gefühl**, durch das du selbstbestimmt und energiegeladen leben kannst und deine Wünsche und Fähigkeiten kennst, kurzum: Es führt zu einer harmonischen Beziehung zwischen deinem Selbst und deinen Mitmenschen.

Neben dem Mitgefühl für und dem Interesse an anderen Personen schenkt es dir zudem **Ausdauer und Geduld** auch in schwierigen Situationen; es lässt dich deine Ziele ohne Ängste weiterverfolgen und gibt dir das Selbstvertrauen, um auch größere Hürden zu überwinden.

Das 3. Chakra steht ebenfalls in enger Verbindung zum Stirnchakra, welches für die Umwandlung von ‚Bauchgefühlen' zuständig ist, die im Solarplexus-Chakra entstehen. Deswegen übernimmt es eine **wichtige Rolle für** deine **Meinungsbildung**.

Es verhilft dir dabei…

… deine eigenen Meinungen zu formen und logisch zu denken.
… Unterschiede in anderen Menschen anzunehmen und sogar schätzen zu lernen.
… Veränderungen herbeizuführen und zu akzeptieren.
… deine innere Antriebskraft und Motivation zu steigern, um dich selbst zu verwirklichen
… Selbstverantwortung und Mut zu entwickeln, um deine eigenen Entscheidungen zu fällen und dich nicht nur von den Umständen lenken zu lassen.

Wie erkennst du Blockierungen?

Störungen des Manipura-Chakras können auftreten, wenn du im Alter zwischen 8 und 12 Jahren, also genau während der Entwicklungsphase des 3. Chakras, ein Trauma oder bestimmte Verletzungen erlitten hast.

Checklist physischer Beschwerden, die auf eine Blockade des Manipura-Chakras hinweisen können:

- Magenprobleme, z.B. Druck im Magen, ungutes Gefühl, andere Beschwerden im
- Magenbereich
- Sodbrennen, Schmerzen im Oberbauch
- Probleme mit der Gallenblase, Milz oder Leber
- Diabetes
- Übergewicht oder Essstörungen
- Verdauungsprobleme

Checklist psychischer Beschwerden, die auf eine Blockade des Manipura-Chakras hinweisen können:

- nervliche Angespanntheit, gereiztes Verhalten
- fehlendes Durchsetzungsvermögen anderen Personen gegenüber, deswegen Wut, Ärger, Verzweiflung
- Gefühle anderer missachten oder sich selbst missachtet fühlen bis hin zu Gefühlen der Hilflosigkeit
- Antriebslosigkeit und fehlende Motivation und Orientierung im Leben
- Wunsch nach Kontrolle über andere Menschen
- Ansammlung von negativen Gefühlen wie Wut, Eifersucht, Ängsten
- plötzliche/r Energieschübe und -verlust
- Unsicherheit bis hin zu einem gestörten Selbstwertgefühl
- Stress, der sich in gereiztem Verhalten, Ermüdung, fehlender Begeisterung und Schlafstörungen ausdrückt

8 Tipps, um dein Solarplexus-Chakra zu öffnen

Es gibt viele Gründe, warum dein Solarplexus-Chakra blockiert oder verunreinigt sein kann. Um es zu aktivieren und zu reinigen, kannst du die folgenden acht Vorschläge befolgen:

- **Genieße den Duft von ätherischen Ölen**. Für das Manipura-Chakra bieten sich die Duftrichtungen Rose, Lavendel, Ylang Ylang, Kamille und Zitrusfrüchte an, denn sie beleben das 3. Energiezentrum. In einer Duftlampe oder im Badewasser können sie ihre volle Wirkung entfalten.

- **Nutze das Licht und die Wärme der Sonne**. Nimm Sonnenbäder und tanke die wohltuende Energie der Sonnenstrahlen.
- **Mach' die Farbe Gelb zu einem Teil deines Alltags**. Gelbe Kleidung, Blumen, Schmuck oder Einrichtungsgegenstände schenken Kraft und aktivieren das 3. Chakra. Auch dio Visualisierung der Farbe und eine vertiefte Atmung können bereits Wirkung zeigen.
- **Verbringe häufig Zeit an Kamin- oder Lagerfeuern oder umgib dich in deiner Wohnung mit Kerzen**. Meditiere und entspanne in Gegenwart dieser Licht- und Wärmequellen und lass' deren Energie auf dich einwirken.
- **Halte dich insbesondere im Winter warm**, z.B. durch kuschelige Kleidung. Geh öfter in die Sauna und treibe Sport, um deinen Körper fit und energiegeladen zu halten.
- **Führe spezielle Meditations- und Yogaübungen durch**, die auf das Manipura-Chakra abgestimmt sind:

- **Lerne, deine Gefühle besser auszudrücken und deine Meinungen überzeugend zu vermitteln.** Dabei können dir beispielsweise Körperübungen oder Schauspielunterricht helfen.
- **Wähle ein oder mehrere der folgenden Heilsteine aus und nutze ihre Energie**: Bernstein, Topas, Citrin oder Tigerauge. Sie entfalten ihre Wirkung am besten, wenn du sie als Schmuckstück an deinem Körper trägst, sie mehrere Minuten lang in deiner Hand hältst oder oberhalb deines Bauchnabels auflegst.

Wenn du einige diese Vorschläge regelmäßig befolgst und dich auf dein 3. Chakra konzentrierst, werden dir bald zahlreiche positive Effekte auffallen. Neben einer verbesserten Durchsetzungskraft, mehr Spontaneität und Mitgefühl wirst du bemerken, dass sich dein Ich-Gefühl im Gleichgewicht befindet – gut für dich und deine Mitmenschen.

Für alle, die jetzt mehr wissen wollen:

- Davies, Brenda: *Wie stärke ich meine Chakras? Praktische Übungen für den Alltag.* Aquamarin Verlag, Grafing 2012.
- Govinda, Kalashrata: *Atlas der Chakras. Der Weg zu Gesundheit und spirituellem Wachstum.* Südwest Verlag, München 2010.
- Röcker, Anna Elisabeth: *Atlas des ganzheitlichen Heilens. Meridiane, Akupunktur- und Akupressurpunkte, Chakras, Fuß- und Handreflexpunkte, Zahntabelle, Wirbelsäulensegment-Diagnostik u.a.* Ludwig Buchverlag, München 1998.

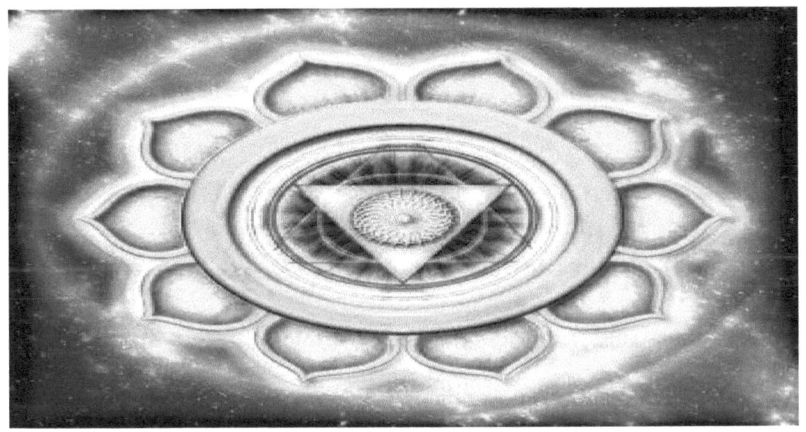

XIX. Manipura:[19]

Solarplexus-Chakra (3. Chakra, Manipura): Gedanken und Willen. Bedeutung, Aufgabe, Farbe, Störungen, Blockaden und Öffnen des Solarplexuschakras.

3. Chakra (Sanskrit: Manipura = leuchtender Juwel)

Das Solarplexuschakra steht in Resonanz zur Farbe gelb und befindet sich als drittes Haupt-**Chakra** auf Höhe der auslaufenden Rippenbögen, in der Mitte des Oberbauches, knapp unter dem Sonnengeflecht bzw. Solarplexus. Es steht in Resonanz zum Emotional- und Mentalkörper und verarbeitet die Informationen dieser Erfahrungsebenen. Sein Element ist das Feuer.

[19] Vgl. https://www.chakren.net/chakra/solarplexus-chakra/

Die Themen des Solarplexuschakras sind:

Mentales, Gedanken, Glaubenssätze, Persönlichkeit, Selbstsicherheit, Willen, Macht, Handeln, Kontrolle, innere Identitäten, niederer Verstand und Intellekt, Unterbewusstsein.

Übersicht Solarplexus-Chakra

Nachfolgend sind die wichtigsten Informationen und Zuordnungen das Solarplexuschakra betreffend zusammengefasst:

Name	**Solarplexus-Chakra, Manipura (Sanskrit)**
Lage im Körper	Oberhalb des Nabels, auf dem Solarplexus
Resonanz-Energiekörper	Emotionalkörper, Mentalkörper
Farbe	Gelb
Element	Feuer
Resonanz-Alter	5. bis 12. Lebensjahr
Geistige Qualitäten	Gedankenformen, Willen, Sitz unserer Persönlichkeit, Identitäten, persönliche Macht, Bauchgefühl/unterbewusste Intuition, Verantwortung, Grenzsetzung, Tatkraft, Ausgeglichenheit

Blockierende Ängste	Angst, die Kontrolle zu verlieren; Angst vor Wut; Angst vor Kritik und Versagen
Zugehörige endokrine Drüse / Nervengeflecht	Bauchspeicheldrüse / Solar Plexus
Hormone	Insulin, Glucagon
Sinn	Sehvermögen
Unterstützung durch Steine	Bernstein, Citrin, Tigerauge, Topas, gelber Turmalin
durch Aroma	Kamille, Zitrone, Anis, Grapefruit, Fenchel
durch Räucherstoffe	Benzoe, Nelke, Rosmarin, Cistrose, Kamille, Immortelle, Weihrauch, Melisse, Sandelholz, Zimt
durch Nahrung	Wärmende Gewürze: Schwarzer Pfeffer, Chilli, Ingwer, Zimt, Nelken, Piment, etc. Saaten zur Kühlung übermäßigen Feuers: Fenchel, Anis, Kümmel, Leinsamen, Sonnenblumenkerne Wärmende Kohlenhydrate: Buchweizen, Mais, Hafer, Hirse, Weizen, Dinkel, … gekocht, als Nudeln, Brot, Müsli, Esskastanien

	usw. Wärmende Proteine: Linsen, Kichererbsen … bevorzugt als Eintopf. Wärmende Gemüse: Fenchel, verschiedene Kohlsorten, etc. Wärmende Getränke: Zimttee, Ingwerwasser, Tee aus oben stehenden Kräutern

Bedeutung und Aufgabe

Das Solarplexuschakra ist der Sitz unseres Selbstverständnisses als Person, unserer persönlichen Macht und Kraft.

Dies hat vielfach in der Spiritualität den negativen Beigeschmack des „Egos“ – zu Unrecht, denn man kann nichts transzendieren, was man nicht zuvor voll integriert hat. Entsprechend ist die Entwicklung einer gesunden, kraftvollen Persönlichkeit ein wichtiger Schritt in einer nachhaltigen spirituellen Entwicklung. Es ist diese Persönlichkeit, die letztlich zum Gefäß für die Seele wird, durch das sie sich in der Welt ausdrücken kann.

Im Solarplexuschakra ist vor allem mit unseren Verdauungsorganen verbunden – eine Manifestation seiner energetischen Funktion. Hier werden unsere Erfahrungen und komplexeren Emotionen „verdaut“ und in eine mentale Struktur gebracht. Hier liegen die Grundlagen für das Denken in mentalen Begriffen, durch das wir unsere Erlebnisse bewusst und unbewusst verarbeiten. Aus diesem

Prozess entsteht eine mentale Struktur aus Gedankenformen und Überzeugungen, die zu unserer Selbstwahrnehmung als Persönlichkeit wird.

Um unsere Lebenserfahrungen herum bildet sich also eine Identität als Person – tatsächlich handelt es sich eher um eine vielschichtige Ansammlung verschiedener Identitäten. Das Solarplexus-Chakra ist der Zugang zu unseren inneren Identitäten (z.B. inneres Kind) in Form von gespeicherten Erfahrungen und Ängsten, von tief verwurzelten, unbewussten Gedanken- und Verhaltensmustern.

Ein großes Thema des Solarplexuschakras ist Macht und Kraft – im besten Fall in Form von Selbstbewusstsein, Klarheit, Integrität und Handlungsfähigkeit als Person. Das Element des Chakras ist das Feuer und sowohl im indischen als auch im deutschen Namen finden sich das Leuchten, bzw. die Sonne wieder. Dies ist ein starkes Symbol für die Qualität dieses Chakras, durch welches das Licht unserer Seele als Persönlichkeit in die Welt ausstrahlt. Das Solarplexuschakra hat einen starken Einfluss auf unseren Grundhaushalt an Energie.

Mit dem Thema der Kraft und Macht zusammen hängen Themen wie Selbstdisziplin, Integrität und Belastbarkeit, aber auch Schattenseiten wie Wut – Ausdruck eines Gefühls von Machtlosigkeit – Manipulation und Dominanz.

Im Solarplexuschakra liegen auch unser Bedürfnis und unser Antrieb verborgen, unsere eigenen Ideen in die Welt zu tragen und dort zu verwirklichen, Herausforderungen zu meistern, uns selbst zu testen. Im Solarplexuschakra liegt die Kraft für Veränderungen, für Disziplin und Selbst-Transformation, aber auch das Bedürfnis nach Kontrolle.

Das Solarplexuschakra verarbeitet unser Unterbewusstsein und damit auch unser Bauchgefühl und wird daher von einigen auch als das ‚Bauchgehirn' bezeichnet. In erweiterter spiritueller Hinsicht ermöglicht ein völlig geöffnetes Solarplexuschakra, den Zugang zum morphogenetischen/ morphologischen Feld.

Die Entwicklung des Solarplexuschakras wird in besonderer Weise durch Erlebnisse in der frühen Jugend zwischen dem 5. und 12. Lebensjahr beeinflusst. Hier entwickeln sich unter anderem das Denken und das Selbstkonzept. In dieser Zeit sollten uns Aufgaben begegnen, die uns herausfordern, aber nicht überfordern, die uns die eigenen Grenzen erkunden lassen. Aufrichtiges Lob und konstruktive Kritik sind nährend in dieser Zeit.

Der dem Solarplexuschakra zugeordnete Sinn ist das Sehen – der Blick hinaus in die Welt und der Abgleich mit dem Selbstkonzept. Das stimmt auch in einer viel energetischeren Hinsicht: Durch das Solarplexuschakra können wir das uns umgebende emotional-mentale Feld wahrnehmen, intuitiv erfassen wir durch diese Art spirituellen Sehens die Energie in unserer Familie, unserem Freundeskreis oder die wirklichen Gefühle und Gedanken unseres Gesprächspartners.

Geöffnetes Solarplexuschakra

Ein Mensch, dessen Solarplexuschakra vollständig geöffnet ist, ist eine erwachsene Persönlichkeit. Er hat die Erfahrungen seines Lebens, das “innere Kind” und den “inneren Teenager” integriert und lebt in einer gesunden Abgrenzung zu seiner Umwelt. Er hat ein gesundes Selbstwertgefühl, weiß um seine Stärken und Schwächen, ist fähig zur Selbstreflexion und Selbstdisziplin. Er hat ist sich der einschränkenden und unterbewussten Natur von Überzeugungen und Denkmustern bewusst und lebt als reifer Mensch. Er hat es gelernt, seine eigene Meinung zu bilden und zu vertreten, auch wenn er damit vielleicht alleine dasteht. Er liebt Herausforderungen und kann seine Ziele auch trotz Widerständen und Hindernissen verwirklichen. Er hat realistische Vorstellungen über seine Fähigkeiten und seine Wirkungsmacht. Er kann Verantwortung zu übernehmen und hat ein hohes Maß an Integrität. Ihm gelingt eine harmonische Verbindung von Intellekt und Emotionen, selten wird er von seinen Gefühlen überrollt oder geht in ihnen verloren, weil eine bereichernde Reflexion derselben möglich ist. Von seinen Mitmenschen wird als in seiner Mitte ruhend und nervenstark wahrgenommen, auch in Stresssituation ist er konzentriert, ruhig und besonnen.

Er hat ein Gefühl von tiefer Sicherheit als Person. Er ist entscheidungsfähig, auch bei schwierigen Entscheidungen und unter Druck. Er strahlt natürliche Kraft aus und gibt seine Macht nicht an andere ab, er ist nicht manipulierbar. Die vollständige

Entwicklung seiner Persönlichkeit hat ihn erwachsen werden lassen – er hat seinen Platz im Leben gefunden.

Solarplexuschakra und Gesundheit

Körperlich gesehen nimmt die Bauchspeicheldrüse (Pankreas) und der Solarplexus die Lebensenergie auf und leiten sie an folgende Organsysteme weiter:

- Verdauungsorgane: Magen, Leber, Nieren, Milz, Galle, Gallenblase, Dünndarm, Dickdarm bis Enddarm
- Zwerchfell
- Haut
- Augen
- Gesicht
- Haare Fingernägel Fußnägel
- Muskulatur
- Bindegewebe

Störungen des Solarplexuschakras

Das Solarplexuschakra ist für die emotional-mentale Verarbeitung von Erfahrungen zuständig. Werden wir von negativen Gedanken oder mentalen Energien überwältigt, oder wurde unser Gefühl für unsere Wirkungsmacht, unseren Wert als Person, unsere Fähigkeiten und unser Selbstwertgefühl nicht gefördert, kann es zu einer Blockade im Solarplexuschakra kommen.

Besonders Überforderungen durch Erlebnisse, die wir nicht verdauen können, die Angst zu Versagen und die Angst vor

Liebesentzug und Kritik führen oft zu Blockaden in diesem Chakra. Auch psychische Angriffe durch mentale Projektionen und mentale Beeinflussung richten sich gegen dieses Chakra. Das Solarplexuschakra wird auch oft aktiv, wenn eines der anderen Chakren überlastet ist.

Psychische Auswirkungen einer Blockade im Solarplexuschakra

Ein blockiertes und schwaches Solarplexuschakra äußert sich vor allem in den Extremen und oftmals in Überforderung, Verzweiflung, Angst und Wut. Die betroffene Person nimmt das Leben durch einen Filter der Machtlosigkeit und/oder Wertlosigkeit war. Sie fühlt sich von den Herausforderungen des Lebens überfordert und ist emotional extrem instabil.

Dies kann sich sehr verschieden auswirken. Machtlosigkeit kann sich zum Beispiel als Wut, Apathie, Depression, Verzweiflung, Selbsthass, Kontrollwahn und Grenzverlust äußern.

Betroffene sind oft auf einer tiefen Ebene willenlos und beeinflussbar und leiden entweder an Kontrollwahn oder lassen sich völlig gehen. Ausgelöst durch ihre Willensschwäche ist ihr Opportunismus ausgeprägt, sie ordnen sich unbewusst den Wünschen und Vorstellungen anderer unter, um im nächsten Augenblick womöglich in einem Wutanfall ihrer Frustration über die Missachtung ihrer Bedürfnisse und Grenzen Luft zu machen.

Menschen mit einem gestörten Solarplexuschakra fühlen sich oft als Opfer und geraten leicht in Abhängigkeiten. Sie fühlen sich schnell vernachlässigt und übergehen sich selbst, aus Angst nicht geliebt zu werden. Oft sind sie von Neid und Verbitterung geplagt. Der Verlust des Selbstwertes durch negative Überzeugungen über sich selbst kann bis zu Selbsthass gehen.

Durch die Störung des Solarplexuschakras können Erlebnisse und Gefühle nicht auf gesunde Art und Weise verdaut werden, man fühlt sich von ihnen überwältigt, glaubt ihnen nicht gewachsen zu sein. Betroffene Personen unterdrücken daher oft ihre überwältigenden Gefühle und neigen zu unkontrollierten Gefühlsausbrüchen. Häufig projizieren sie ihre nicht gelebten eigenen negativen Gefühle auf Mitmenschen und Partner oder das Leben – die Umstände sind scheinbar „zu viel“. Nicht selten werden sie entweder als aufbrausend oder auch als völlig gefühlskalt und gleichgültig wahrgenommen, weil sie ständig versuchen, die Kontrolle zu wahren.

Ein gestörtes Solarplexuschakra unterdrückt den Ausdruck von Emotionen und Gefühlen, und versucht diese zu kontrollieren und zu rationalisieren, um ihrer irgendwie Herr zu werden.

Körperliche Auswirkungen einer Blockade im Solarplexuschakra

Auf der körperlichen Ebene kann sich eine Blockade des Solarplexuschakras meiner Erfahrung nach in Erkrankungen der Verdauungsorgane und des Stoffwechsel sowie in Problemen mit dem Zwerchfell und der Atmung zeigen.

Solarplexuschakra öffnen

Das Solarplexuschakra öffnet sich, wenn wir unsere Unterbewussten Programmierungen und Identitäten transformieren und vergangene Erlebnisse aus der Perspektive eines freien und gesunden erwachsenen Menschen verdauen können, um so wieder in unsere Kraft und unseren Selbstwert als unabhängige Person zu kommen.

Folgende Strategien können helfen, das Solarplexuschakra zu öffnen:

- Aufgestaute Emotionen zulassen und bewusst verarbeiten – insbesondere Wut, Verzweiflung und Minderwertigkeitsgefühle.
- Unterbewusste Glaubenssätze bewusst machen, die einen großen Teil des Lebens bestimmten können.
- Auseinandersetzung mit der frühen Jugend und dem Selbstwertgefühl
- Arbeit mit dem Inneren Kind und dem Inneren Teenager
- Sich Herausforderungen stellen, Risiken eingehen. Gruppensituationen konfrontieren.
- Bewusster, schonender Umgang mit allen Formen von Ängsten und Aufregung
- **Chakra-Meditationen** und Energiearbeit aber auch Stressmanagement und Tiefenentspannung
- Herausfordernde körperliche Betätigung und Wettbewerb (Kampfkünste, Kraftsport, Klettern, Natursportarten, aber auch kathartische Bewegungsmeditationen)

- Sich den Herausforderungen der Natur stellen (Survival-Training, Bergsteigen, Camping, Natur-Abenteuer, Visionssuche)
- Unterstützung durch Edelsteine, Klangschalen, Aromen, **Räuchern**, Ernährung (auch Fasten)

Wirksame Meditationen für das Solarplexuschakra finden sich auf der Seite **Chakra-Grundmeditation** und **Meditation Solarplexuschakra.**

XX. Bauch:

Alles Wissenswerte zum Solarplexus Chakra[20]

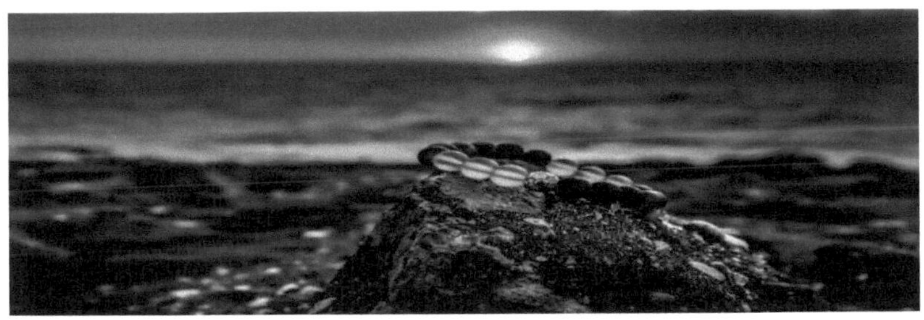

Hast du dich jemals gefragt, woher die Redewendung "Eine Entscheidung aus dem Bauch treffen" eigentlich stammt? Sobald du instinktive Entscheidungen triffst, nutzt du deine Intuition und deine Intuition wiederum, liegt in deinem Solarplexus Chakra. Der Solarplexus befindet sich in der Bauchregion und so auch dein Solarplexus Chakra.

Deshalb sagt man, dass du instinktive Entscheidungen "aus dem Bauch heraus" triffst.

Dieses Chakra ist eines der wichtigsten **7 Chakren**, da es dir hilft, deine Intuition und dein Selbstvertrauen zu stärken. Es ist ausschlaggebend für deine Persönlichkeitsentwicklung und zeigt dir, wie du dir selbst treu bleiben kannst.

In diesem Artikel berichten wir dir alles Wissenswerte über das Solarplexus Chakra. Du wirst lernen, was es mit dem diesem Chakra auf sich hat und wieso du es unbedingt im Gleichgewicht

---

[20] Vgl. https://mindmonia.com/de/solarplexus-chakra/

halten solltest. Abschließend geben wir dir noch einige Tipps auf den Weg, wie du dieses Chakra gezielt reinigen und öffnen kannst.

Solarplexus Chakra – Was ist das?

Das Solarplexus Chakra ist das 3. Chakra der **7 Chakren** und steht für deine **persönliche Kraft**, dein **Selbstwertgefühl** und **Kreativität**.

Auf Sanskrit, eine Sprache aus dem alten Indien, heißt es Manipura, was übersetzt so etwas wie "Stadt der Juwelen" bedeutet. Jedes Chakra hat eine eigene Farbe, über das man es identifizieren kann. So auch das Solarplexus Chakra. Es ist **gelb** und hat folgendes Symbol:

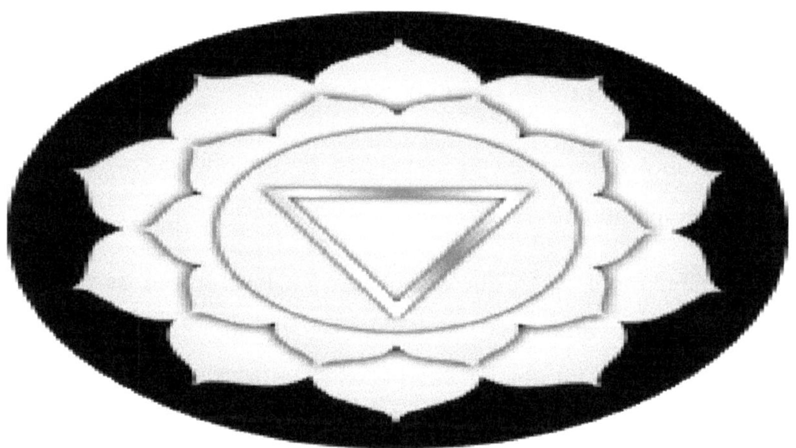

Das leuchtende Gelb dieses Chakras steht für all die Eigenschaften, die uns als Person auszeichnen und einzigartig machen. So sind es die Kreativität, Persönlichkeit und Intuition, die uns als Individuen auszeichnen.

Damit dich deine Chakren unterstützen, musst du diese pflegen und balancieren. Wenn du ein aktives drittes Chakra hast, führt das zu einer schärferen Wahrnehmung und einem gestärktem Selbstbewusstsein. Das wiederum ermöglicht es dir, deine Gedanken und Emotionen zu kontrollieren. Beispielsweise kannst du so besser auf deine Ängste zugehen.

All das sind Charaktereigenschaften und Stärken von glücklichen und erfolgreichen Menschen.

Sofern dein Bauch Chakra eine Energieblockade aufweist, wirst du von all diesen Vorteilen und positiven Dingen nicht profitieren können. Deshalb haben wir dir einen kurzen Selbsttest vorbereitet, mit dem du sofort feststellen kannst, ob dein Solarplexus Chakra aktiviert ist oder nicht:

- Zwingst du dich regelmäßig selbst, Dinge zu machen vor denen du Angst hast?
- Hast du eine starke Willenskraft und eine gute Selbstbeherrschung?
- Trittst du für dich und deine Meinung ein?

Wenn du diese Fragen nicht mit einem "Ja" beantworten kannst, ist dein Solarplexus Chakra mit hoher Wahrscheinlichkeit blockiert oder inaktiv. Du darfst beim Beantworten allerdings auch nicht zögern oder zu lange an der ein oder anderen Frage überlegen. Das "Ja" muss wie aus der Pistole geschossen kommen. Du musst diese Fragen selbstsicher bejahen.

Ein aktiviertes Solarplexus Chakra allein, wird dir nicht viel helfen. Damit du von deinen Chakren ultimativ profitieren kannst, solltest du dir unseren Artikel "**7 Tipps und Tricks wie du deine Chakren heilen kannst**" anschauen. Dort wirst du lernen die 7 Chakren aufeinander abzustimmen und optimal zu balancieren.

Energieblockade – Was ist das?

Energetische Blockaden kommen in den meisten Fällen dann vor, wenn du ein prägendes Erlebnis in der Vergangenheit hattest. Da jedes Chakra verschiedene Eigenschaften symbolisiert, können unterschiedliche Ereignisse, unterschiedliche Chakren blockieren.

Eine solche Blockade bildet einen energetische Anstauung in deinem Körper. Der natürliche Energiefluss ist gestört, da die Energie nicht mehr reibungslos durch deinen Körper fließen kann. Solche Energieblockaden bilden insofern ein Problem, da sie die Balance deiner Chakren stören und zu einem überaktiven oder inaktiven Chakra führen können.

Du musst zwischen diesen beiden Zuständen unterscheiden, da sie verschiedene Auswirkungen auf dein Wohlbefinden haben. Je nach der Eigenschaft, die das jeweilige Chakra symbolisiert wirkt sich diese Imbalance andersartig aus. Während sich ein überaktives Wurzelchakra in Existenzangst äußert, führt ein überaktives Solarplexuschakra zu Kontrollwahn oder übertriebenem Ehrgeiz.

Ob dein Chakra über- oder inaktiv ist, hängt mit der Schwingungsgeschwindigkeit der jeweiligen Chakren zusammen.

Inaktive Chakren schwingen und zirkulieren die Energie zu langsam, während überaktive über zu viel Energie verfügen.

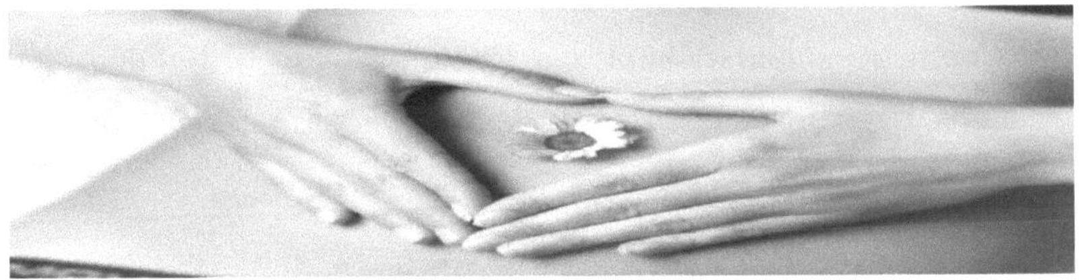

Auswirkungen eines blockierten Solarplexus Chakras

Wenn dein Manipura blockiert ist, kann dein Leben zu einer Reihe von Enttäuschungen und Frustrationen werden.

Der anhaltende Mangel an Selbstvertrauen und Selbstwertgefühl untergräbt die Entschlossenheit und behindert den eigenen Ehrgeiz. Menschen mit einem gestörten Solarplexus Chakra sehen sich oftmals in der Opferrolle. Sie fühlen körperliche **Schmerzen im Bauchbereich**, lassen sich schlecht behandeln und haben geringe Erwartungen und Ambitionen. Sie sind schüchtern und nehmen in ihrem Umfeld selten eine Führungsrolle ein.

Am gravierendsten äußert sich ein überaktives drittes Chakra im Verhalten zu deinen Mitmenschen. Wenn du es schaffst, dein Manipura auszugleichen, hast du das Gefühl, dein Leben unter Kontrolle zu haben. Sofern dein Bauch Chakra überaktiv ist, weitet sich diese Kontrollsucht auf deine Mitmenschen aus. Du wirst manipulativ und versuchst deine Mitmenschen zu kontrollieren.

Manche spielen anderen Tapferkeit und überzogenes Selbstvertrauen vor, um den wahren Charakter zu verbergen.

Dieses Überkompensieren, fassen deine Mitmenschen als arrogant auf. Das vorgespielte Selbstvertrauen fängt irgendwann an zu bröckeln und führt im schlimmsten Fall zu Depressionen. Menschen mit einem gesunden Solarplexus Chakra hingegen, rühmen sich nicht mit ihren Leistungen – sie lassen ihre Ergebnisse für sich sprechen.

Neben mentalen Problemen kann sich diese Imbalance ebenso in körperlichen Beschwerden manifestieren. Da sich das Solarplexus Chakra in der Bauchregion deines Körpers befindet, entstehen die Schwierigkeiten oft in diesem Bereich. Verdauungsprobleme wie Blähungen, Übelkeit, Geschwüre, Diabetes und Lebererkrankungen können das Ergebnis eines unausgeglichenen Manipura Chakras sein.

Wann musst du das Solarplexus Chakra heilen?

Damit du weißt, wann die eine Blockade in deinem Solarplexus Chakra lösen solltest, musst du zunächst wissen, wann eine solche Blockade vorliegt. Es braucht wirklich nicht viel, um dein Manipura zu schwächen. Schlechtes Feedback, Kritik, mangelnde Zuneigung oder Ignoranz können bereits ausreichen.

Der Selbsttest, den du oben bereits gemacht hast, fasst die grundlegenden Probleme eines blockierten Solarplexus Chakras zusammen. Ausgeprägte Angst, chronischer Stress, Unentschlossenheit und ein geringes Selbstwertgefühl sind die häufigsten mentalen Anzeichen.

Wir haben dir eine Liste der weitverbreiteten Symptome eines gestörten Solarplexus Chakras erstellt. Während die körperlichen Anzeichen nicht eindeutig auf ein unausgeglichenes Manipura zurückzuführen sind, kannst du dir bereits bei einem der mentalen Anzeichen sicher sein, dass dein Solarplexus Chakra blockiert ist.

- Diabetes und verwandte Gesundheitsprobleme
- Leber-, Gallenblasen- und/oder Nierenerkrankungen
- Angst vor Ablehnung
- Selbst- und Fremdbeurteilung
- Unentschlossenheit
- Angst und chronischer Stress
- Verdauungsprobleme
- Arroganz
- Angst vor Selbstdarstellung
- Unfähigkeit, sich selbst zu erkennen
- Geringes Selbstwertgefühl
- Mangelndes Vertrauen
- Mangelnder Respekt vor sich und anderen

Dein Solarplexus Chakra heilen und reinigen

Bringe dein Solarplexus Chakra in Balance und:

- Bekomme einen ausgewogener und gesunder Stoffwechsel
- Entfalte deine persönliche Kraft
- Fühle dich in sozialen Situationen wohl
- Stärke dein Selbstbewusstsein
- Übernehme Verantwortung

- Finde Lebensfreude
- Entspanne dich mit Leichtigkeit
- Glänze mit deinen Leistungen ohne arrogant zu wirken

Hier die zwei geeignetsten Methoden, wie du dein Solarplexus Chakra heilen und reinigen kannst.

Methode 1 um dein Solarplexus Chakra zu öffnen: Werde selbstbewusster

Einfach gesagt: Wenn du deine eigene Schüchternheit überwinden willst, musst du an deinem **Selbstvertrauen** arbeiten.

Ein effektiver Ansatz ist es, dir selbst **Ziele** zu setzen, die dich herausfordern und begeistern. Unterteile deine Ziele dabei in kleine Schritte, die du regelmäßig abarbeiten kannst. So wirst du deinen Fortschritt besser messen und können. Wenn du konsequent voranschreitest und deine Ziele erreichst, wird das deinem Selbstvertrauen guttun.

Neben der Zieldefinition gibt es noch andere Möglichkeiten wie du dein Selbstbewusstsein aufpolieren kannst. Wenn du nun durch die Liste durchgehst, wirst du merken, dass es bereits Kleinigkeiten im alltäglichen Leben sind, die eine positive Auswirkung auf dein Selbstvertrauen haben können:

- Schaue anderen direkt in die Augen, wenn du sprichst
- Lächle oft
- Stehe und laufe aufrecht
- Ziehe dich gut an

- Drücke deine Meinung aus
- Ernähre dich gesund
- Berichte von Erfolgen ohne zu übertreiben

Es ist gar nicht so schwer, seinem Solarplexus Chakra etwas Gutes zu tun. Schwierig wird es allerdings bei dem Balancieren zwischen gesundem Selbstvertrauen und Arroganz. Wenn du zu sehr auf dich selbst fokussiert bist, kann das genau das Gegenteil bewirken und dein Manipura schwächen.

Sei bescheiden und denke erst nach, wie die Person gegenüber deine Aussagen auffassen wird, ehe du von deinen Erfolgen erzählst und dich damit vor anderen rühmst. Auch wenn du den Drang verspürst anzugeben, gib nicht nach.

Lass Ergebnisse für dich und deine Taten sprechen! In den meisten Fällen kommt die Anerkennung für deine guten Ergebnisse von alleine. Nur die wenigsten Menschen ignorieren Fleiß und gute Arbeit. Falls doch, kannst du immernoch – ohne Übertreibung – auf deine Ergebnisse hinweisen.

Ein gesundes Selbstvertrauen kann der Schlüssel sein, weitere Anzeichen eines blockierten Solarplexus Chakras zu lösen. Wir haben hier noch weitere Punkte, die dir dabei helfen können:

- Ermutige dich aus deiner Komfortzone zu kommen, In dem du beispielsweise deine tägliche Routine änderst oder reisen gehst
- Mache regelmäßig Sport und steigere dich dort

- Erweitere aktiv dein Wissen und deine Fähigkeiten. Nutze die neuen Erkenntnisse anschließend, als Werkzeuge um deine Ziele zu erreichen

Methode 2 um dein Solarplexus Chakra zu öffnen: Meditation

Ein letzter Punkt, den wir dir mitgeben möchten, ist die Meditation. Richte dir Zeit für diese Praktik ein und versuche regelmäßig zu meditieren:

1. Konzentriere dich auf das was du fühlst

Nimm dir ein paar Minuten Zeit, um deinen Körper aktiv zu spüren. Achte auf deinen Atem, die Details um dich herum und die Emotionen, du die spürst. Sobald du anfängst, in Gedanken zu versinken, bringe deine Aufmerksamkeit zurück auf deinen Atem. Wenn du Schwierigkeiten haben solltest, von der Außenwelt "loszulassen" kannst du entspannende Musik im Hintergrund laufen lassen. Beispielsweise diese:

2. Verbinde dich mit deinem Solarplexus Chakra

Lege die Hände über den Bauch. Visualisiere dein Solarplexus Chakra als eine gelbe Lichtkugel, die in deinem Bauch leuchtet. Stell dir außerdem vor, wie du mit jedem Atemzug gelbes Licht in deinen Körper aufnimmst und wie diese deine Lichtkugel noch heller leuchten lässt.

Umso stärker du diese Lichtkugel vor deinem inneren Auge strahlen siehst, umso stärker ist dein Solarplexus Chakra. Spüre, wie du mit jedem Atemzug mehr Selbstvertrauen tankst und deine persönliche Kraft festigst.

Stelle dir vor, dass sich das gelbe Licht deines Solarplexus im ganzen Körper ausbreitet. Jeder Muskel und jede Zelle wird in dieses warme, leuchtend gelbe Licht gehüllt.

3. Stelle dir dein zukünftiges Ich vor

Nachdem du die Verbindung zu deinem Solarplexus Chakra erfolgreich aufbauen konntest, solltest du dir im nächsten Schritt der Meditation vorstellen, wie du in der Zukunft aussehen willst. Stelle dir vor, wie dein zukünftiges Ich Stärke ausstrahlt und über ein balanciertes 3. Chakra verfügt.

Visualisiere deine Stärken, ganz egal, ob körperliche Gesundheit, Erfolg in der Karriere oder mentale Stabilität: Halte dieses Bild von deinem zukünftigen Ich fest, und konzentriere dich auf die Emotionen, die du fühlst, wenn du dir all das vorstellst.

Fazit

Wenn du dein Solarplexus Chakra nicht regelmäßig reinigst und im Gleichgewicht hältst, kann sich das negativ auf deine mentale und körperliche Gesundheit auswirken.

Der Schlüssel zu einem gesunden, offenen Solarplexus Chakra liegt darin, **das Gleichgewicht zwischen Selbstbewusstsein und Arroganz zu finden**. Verschaffe deiner Stimme Gehör, ohne Menschen mit deinem überzogenen und ungesunden Selbstvertrauen zu überwältigen.

Wenn dein Manipura ausgeglichen ist, bist du durchsetzungsfähig und fühlst dich entscheidungsstark. Du balancierst die eigenen Interessen mit den Interessen deiner Mitmenschen, ohne unfair oder überheblich zu sein. Außerdem wirst du respektiert, ohne es einfordern zu müssen.

XXI. Drittes Chakra:[21]

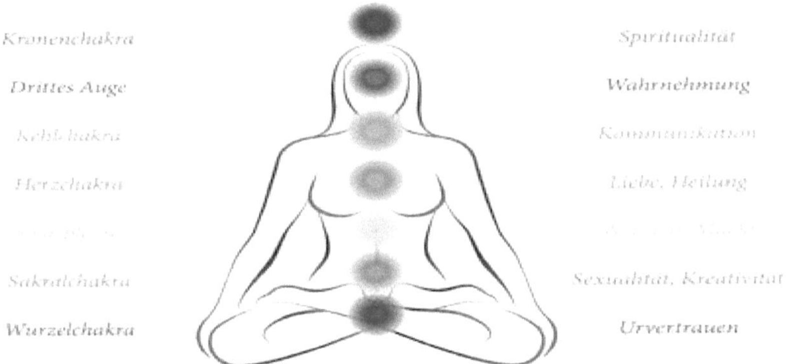

Das Solarplexuschakra ist das **dritte Chakra** der sieben Hauptchakren in unserem Körper. Dieses Energiezentrum befindet sich knapp oberhalb des Bauchnabels – genau auf dem Solarplexus, einem großen Nervenknoten, der auch aufgrund seiner Verästelungen als Sonnengeflecht bezeichnet wird. Im Chakrensystem ist das Solarplexuschakra zwischen dem Sakralchakra (Svadisthana) und dem Herzchakra (Anahata) verortet. **Manipura** heißt das Solarplexuschakra im altindischen Sanskrit, was so viel bedeutet wie „Ort der Edelsteine". Dem Solarplexuschakra kommt eine große Bedeutung bei der Entwicklung der eigenen Persönlichkeit zu. Ebenso steht das kräftige Chakra für Vitalität im Sinne von körperlicher und seelischer Stärke. Das Nabelchakra wird dem **Element Feuer** zugeordnet. Die Resonanzfarbe des Solarplexuschakras ist ein leuchtendes **Gelb**. Mit der Farbe der Sonne assoziieren wir Wärme, Licht und Freude. Der z**ehnblättrige Lotos** ist das Symbol für das 3. Chakra.

---

[21] Vgl. https://www.blumen-des-lebens.de/solarplexuschakra/

Welche Bedeutung hat das Solarplexuschakra?

Auf der physischen Ebene hat das Solarplexuschakra eine große Bedeutung für die Verdauung unserer Nahrung und die Versorgung des Körpers mit Nährstoffen und Energie. Sein zugeordnetes Element Feuer verkörpert Hitze und reguliert so das Verdauungsfeuer (Agni).
Auch im energetischen Sinn ist unser 3. Chakra für Verarbeitungs- und Verdauungsprozesse verantwortlich. Ihm wird unser Ego und unsere Persönlichkeit zugeordnet. Unsere Erlebnisse, Erfahrungen und Emotionen werden hier bewusst und unbewusst gesteuert. Aus diesem Prozess heraus bilden sich unsere mentalen Strukturen, unsere Überzeugungen und unsere Selbstwahrnehmung als Persönlichkeit. All diese Erfahrungen sind mitverantwortlich für die Entwicklung unserer persönlichen Identität. Tatsächlich handelt es sich hierbei um eine vielschichtige und komplexe Ansammlung von vielen Teil-Identitäten. Über das Solarplexuschakra finden wir den Zugang zu unseren tief verwurzelten, unbewussten Denk- und Verhaltensmustern. Hier ist unser inneres Kind zuhause – über das 3. Chakra finden wir den Weg zu ihm.

Was sind die Ursachen für Störungen und Blockaden des Solarplexuschakras?

Die Entwicklung des Solarplexuschakras findet zwischen dem 5. Und 12. Lebensjahr statt. Während dieser Zeit entwickelt sich unser Denken und unsere innere Struktur. Um ein positives Selbstbild zu prägen, benötigen wir ein gesundes Maß an Herausforderungen, die uns unsere eigenen Grenzen erkunden lassen, ohne uns zu überfordern. Werden wir permanent mit negativen Gedanken oder Energien konfrontiert, oder werden unsere Fähigkeiten und unser Selbstwert nicht gefördert, kann es zu Blockaden des 3. Chakras kommen. Hartnäckige Blockaden sind oft in traumatischen Erfahrungen und emotionalen Verletzungen in diesen Lebensjahren begründet. Dazu gehören Missbrauch, Liebesentzug, Vernachlässigung, Manipulation und Verhinderung natürlicher Autonomiebestrebungen.

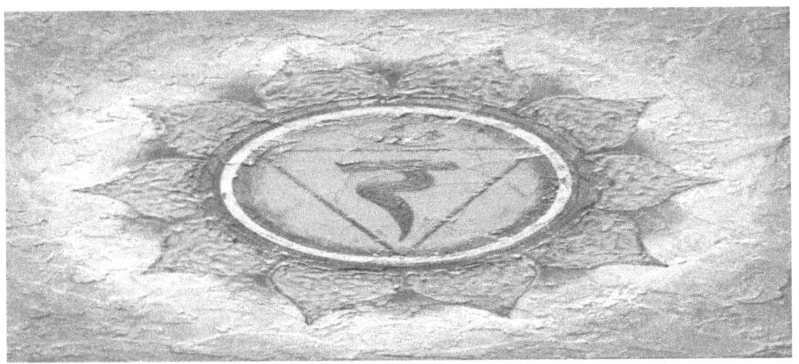

„Energiebild: Solarplexus-Chakra Lebenslust"

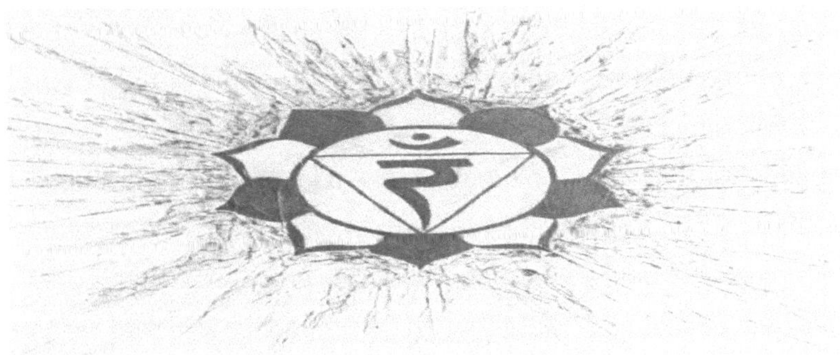

„Energiebild: Solarplexus-Chakra"

Wie bemerke ich Störungen im Solarplexuschakra?

Störungen des Solarplexuschakras im körperlichen Bereich zeigen sich oft in Erkrankungen der Verdauungsorgane, des Stoffwechsels und durch Probleme mit der Atmung und dem Zwerchfell. Bei mentalen Blockaden / Störungen funktioniert das Verarbeiten und das Verdauen von Erlebnissen und Gefühlen nicht. Man fühlt sich überfordert und machtlos. Das kann sich unterschiedlich ausprägen; mögliche Anzeichen sind Wut, Depressionen, Verzweiflung, Selbsthass und Kontrollwahn. Die betroffene Person fühlt sich macht- und wertlos und ist emotional extrem instabil. Menschen mit gestörten Solarplexuschakra verfallen oft in die Opferrolle und geraten leicht in Abhängigkeiten.

Wie aktiviere und öffne ich mein Solarplexuschakra?

Bei der Lösung von Blockaden des Solarplexuschakras spielt die Öffnung des Energiezentrums eine wichtige Rolle. Das eigene Selbst bildet sich in der Kindheit und der Jugend aus, deshalb ist eine Beschäftigung mit der Vergangenheit empfehlenswert. Die Arbeit mit dem inneren Kind kann sehr hilfreich sein. Dabei wird der Blick auf das eigene Seelenleben geworfen, damit die über lange Zeit unterdrückten Emotionen erkannt und verarbeitet werden können. Die Farbe des Solarplexuschakras ist Gelb. Sie hilft bei der Aktivierung des Energiezentrums, ebenso wie Klangschalen, Heilsteine und bestimmte ätherische Öle und Gewürze. Spezielle Chakrenmeditationen, Massagen oder Yogaübungen sind weitere angenehme und positive Therapien, wie Du Dein Solarplexuschakra aktivieren oder reinigen kannst.

Aktiviere Dein Solarplexuschakra mit wunderschönen Energiebildern aus meinem Online Shop

Die wunderschönen Solarplexuschakra Bilder entführen Dich auf eine spirituelle Reise in Dein Inneres. Lass die Kraft auf Dich wirken und spüre das entspannte Wohlbefinden, das Deinen Körper bei der Meditation durchfließt. Jedes meiner Wandbilder ist ein Unikat, das ich mit viel Liebe und Achtsamkeit gemalt habe. Hochpigmentierte Künstler-Acrylfarben stellen das Motiv in einer außergewöhnlichen Farbbrillanz in den Mittelpunkt. Das sonnige Gelb – die Resonanzfarbe des 3. Chakras – unterstützt die Ansprache des Solarplexuschakras zusätzlich.
Durch die leichte Oberflächenstruktur erhalten meine Solarplexuschakra Bilder eine besondere optische Note und wirken auf den Betrachter „lebendig". Verziert dieser Blickfänger mit seinem zehnblättrigen Lotos Deinen Raum, so entsteht eine einzigartige spirituelle Atmosphäre. Harmonie, Ruhe und positive Energie verbreiten sich sanft. Nun kannst Du Dein Solarplexuschakra aktivieren, öffnen und Blockaden lösen. Mit der Zeit wird Deine Lebensenergie wieder ungestört durch Deinen Körper fließen. Das Solarplexuschakra als dekorativer Wandschmuck ist für Räume geeignet, in die Ruhe und Entspannung einkehren sollen, wie z.B. das Schlafzimmer. Auch in Yogastudios, Meditationszentren und Wellness-Oasen sind die Augenschmeichler eine Bereicherung für Körper, Geist und Seele.

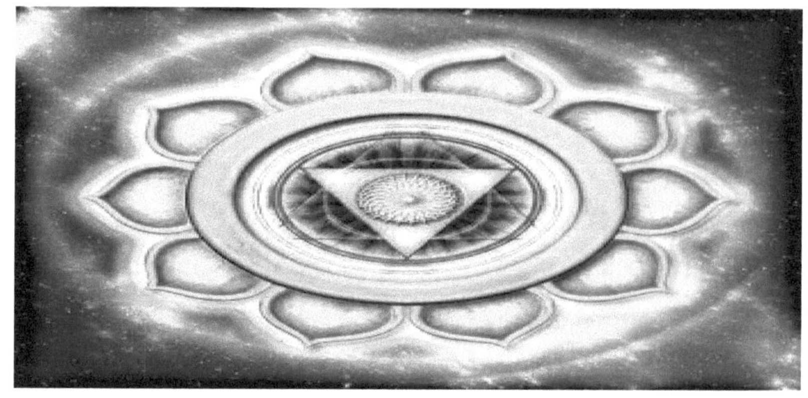

XXII. Öffnung:

MANIPURA CHAKRA AKTIVIEREN

SOLARPLEXUS-CHAKRA ÖFFNEN[22]

Wie kann man das Solarplexus-Chakra (3. Chakra) öffnen? Welche Techniken und Meditationen zur Öffnung des Solarplexus-Chakras helfen wirklich?

Solarplexus-Chakra öffnen: Die geheilte Persönlichkeit

Das Solarplexus-Chakra ist das zentrale Chakra für unsere Persönlichkeit, unser ‚Ich' als Person. Es ist der Sitz für unsere mentale Kraft, unseren Willen und unsere Identität als Persönlichkeit.

Das hat in spirituellen Kreisen oft den negativen Beigeschmack des Egos – denn ist es nicht gerade die getrennte Persönlichkeit, welche die Spiritualität in ein Gefühl der Einheit auflösen will? Dies ist in

[22] Vgl. https://www.chakren.net/oeffnen/solarplexus-chakra/

meinen Augen ein großes Missverständnis und gleichzeitig vielleicht ein Grund, warum viele Menschen auf ihrem spirituellen Weg feststecken und scheinbar immer wieder in ein altes Bewusstsein ‚zurückfallen': Die Entwicklung einer heilen, erwachsenen Persönlichkeit ist ein notwendiger Zwischenschritt in der spirituellen Entwicklung. Denn es ist diese heile Persönlichkeit, die sich letztlich in ein Gefäß für die Seele verwandelt, durch das sie sich in der Welt ausdrücken kann.

So wie ein Baby nicht direkt ein Erwachsener werden kann, sondern die gesamte Entwicklung der Kindheit benötigt, um Körper und Gehirn darauf vorzubereiten, so ist auch die spirituelle Entwicklung ein gradueller Prozess mit vielen notwendigen Zwischenschritten. Die Chakrenlehre bietet eine wundervolle Landkarte dieser Entwicklung und dem **Öffnen der Chakren**.

Das Solarplexus-Chakra zu öffnen heißt also, eine heile Person zu werden und ein psychisch erwachsener, kraftvoller, handlungsfähiger und gesunder Mensch zu werden, der sich selbst wertschätzt. Dies bietet die notwendige gesunde Grundlage für die Transzendenz der Persönlichkeit in den höheren Chakren.

Solarplexus-Chakra und Gedankenformen

Das Solarplexus-Chakra ‚verdaut' all unsere Erfahrungen sozusagen zur mentalen Struktur unseres Ichs. Durch unsere Erlebnisse und Informationen vor allem in der Kindheit und Jugend könnten wir zu der Ansicht gelangt sein, wir oder die Welt wären dies oder das, so oder so, weil wir bestimmte Informationen und

Erfahrungen und die daraus abgeleiteten Überzeugungen und Glaubensmuster auf bestimmte Weise verknüpft haben. Diese Verknüpfungen sind uns zumeist nicht bewusst, und uns ist auch nicht bewusst, dass es sich dabei um bloße Annahmen handelt, nicht um die Realität.

Das Solarplexus-Chakra verbindet uns auf diese Weise mit der Summe all dieser Gedankenformen, etwas, das in der westlichen Psychologie als Konditionierungen und Unterbewusstes bekannt ist. Gerade die Erfahrungen der Kindheit und Jugend leben in uns nach Meinung vieler Therapeuten als innere Identitäten fort, die oft als das „innere Kind" bezeichnet werden.

Solarplexus-Chakra: Über- und Unterfunktion

Besonders das Solarplexuschakra ist in vielen Fällen nicht nur durch eine mangelnde Öffnung gestört, sondern auch durch eine Überfunktion. Da sich der Verstand dem Solarplexus-Chakra quasi „am nächsten fühlt", versucht das System oft, mangelnde Funktion anderer Chakren durch das Solarplexuschakra auszugleichen.

In diesem Fall werden die positiven Eigenschaften des Chakras (z.B.: Kraft, Selbstwert, Wille) nicht selten zu ihren negativen Schattenseiten verzerrt (z.B.: Macht- und Kontrollwahn, krankhafter Ehrgeiz, Narzissmus).

Dieser Artikel bezieht sich auf die Öffnung und Heilung eines geschwächten und blockierten Solarplexus-Chakras. Die Ratschläge können bei einer Überfunktion eher kontraproduktiv sein. In diesen

Fällen ist es in vielen Fällen sinnvoller, mit dem Herzchakra zu arbeiten.

Solarplexus-Chakra: Die Phasen der Öffnung

Menschen mit einem stark beeinträchtigten Solarplexus-Chakra zeichnet zentral vor allem eines aus: Sie fühlen sich als Opfer, sind überwältigt von den Herausforderungen des Lebens, ihren Emotionen und negativen Gedanken. Nicht selten fühlen sie sich machtlos, unfähig, wertlos und abhängig. Die Welt erscheint zu viel, zu fordernd, sie selbst zu schwach und zu ungenügend. Sie sind gefangen in negativen Denk- und Verhaltensmustern, ohne dies zu bemerken.

Grob vereinfacht könnte man die Phasen der Öffnung des Solarplexus-Chakras so beschreiben:

1. Opfer-Bewusstsein

Der erste Schritt zur Öffnung des Solarplexus-Chakras ist es, die Unbewusstheit der mentalen Strukturen zu durchbrechen, sich gewahr zu werden, dass die eigene Wahrnehmung der Realität eine Projektion ist und dass wir von unbewussten Überzeugungen gelenkt und beeinflusst werden. Es bedeutet vor allem: Verantwortung übernehmen für die eigenen Gedanken und Gefühle.

Je mehr dies praktiziert wird, desto offensichtlicher werden konditionierte Verhaltens- und Denkstrukturen, Glaubenssätze und Überzeugungen. Dinge, die zuvor völlig unbewusst abliefen, werden auf einmal bewusst beobachtet – der erste Schritt in Richtung Heilung.

Je mehr Verantwortung ein Mensch für seine Erfahrung und sein Handeln übernimmt, desto mehr verschwindet auch der Eindruck, Opfer der äußeren Umstände zu sein. Vom Opfer-Bewusstsein entwickelt sich der Mensch nun zum Selbstbewusstsein.

2. Selbstbewusstsein

Durch intensive Beschäftigung mit der eigenen Konditionierung, traumatischen Erlebnissen und inneren Identitäten verlieren die mentalen Strukturen ihre Macht und können losgelassen werden. Freiheit, Selbstwert, Integrität und Kraft entfalten sich wieder.

Herausforderungen, Entscheidungen und Gefühle sind nicht mehr überwältigend. Der Mensch wird unabhängig und ist nicht mehr manipulierbar. Er strahlt natürliche Kraft, Reife und Integrität aus.

3. Feldbewusstsein

Je mehr sich das Solarplexus-Chakra öffnet, desto offener wird der Zugang zum mentalen Feld durch das Solarplexus-Chakra. Dies verbindet, den Menschen auch stärker mit kollektiven Feldern, was zahlreiche neue Fähigkeiten mit sich bringen kann. Durch das Solarplexus-Chakra, spürt der Mensch die Information von Orten, Menschen oder Menschen-Gruppen, Zusammenhängen und Hintergründen – er entwickelt mehr und mehr ein ‚Feldbewusstsein'. Das Solarplexus-Chakra wird ein geistiges Auge, durch welches das umgebende emotional-mentale Feld sichtbar wird (Zugang zum morphischen Feld, das sich graduell öffnet).

Die Identifikation mit der Persönlichkeit und Gedankenformen nimmt im Laufe dieser Entwicklung immer weiter ab. Der Mensch wird mehr und mehr ‚transparent' so das sich das Licht der Seele spontan und frei durch die Person ausdrücken kann, sofern die höheren Chakren ebenfalls geöffnet sind.

Die Öffnung des Solarplexus-Chakras

Die Strategien zur Öffnung des Solarplexus-Chakras sind also:

- Konditionierungen durchschauen, Unbewusste Glaubenssätze aufdecken
  durch: Aufmerksame Selbstbeobachtung, Aufgabe der Projektionen, Verantwortung für die eigenen Emotionen übernehmen
- Arbeit mit der eigenen Biografie, inneren Identitäten und Traumata
  durch: Arbeit mit dem inneren Kind und inneren Teenager
- Bewusste Beziehungen leben
  durch: Abhängigkeiten und Projektionen durchschauen und aufarbeiten
- Stärkung der Selbstmacht
  durch: Selbstdisziplin, Integrität und moralisches Handeln, realistische Ziele verfolgen

- Gefühl für die Kraft des Körpers bekommen *durch: herausfordernde und vor allem naturbezogene Sportarten wie Klettern, Joggen, Skifahren, Skiwandern, Windsurfen, Kiten, generelle Fitness, Kampfkünste etc.*

- Energetische Stärkung des Solarplexus-Chakras *Zum Beispiel durch Energiearbeit, Chakra-Meditation, Heilsteine,* ***Räuchern****, Klangschalen, energetische Medizin, Freude und Naturerlebnisse.*
- Meditation

Eine Anleitung zu hilfreichen Chakra-Meditationen um das Solarplexus-Chakra zu öffnen, findest du in der Kategorie **Chakra Meditation**.

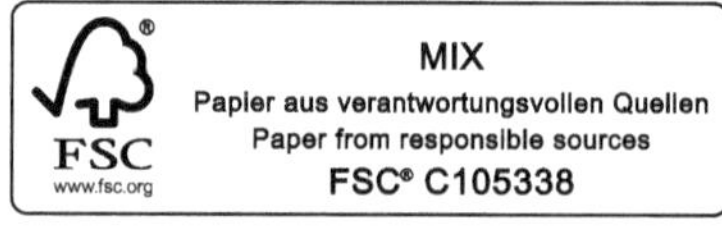

Printed by Books on Demand GmbH, Norderstedt / Germany